Reiki

A pesar de haber puesto el máximo cuidado en la redacción de esta obra, el autor o el editor no pueden en modo alguno responsabilizarse por las informaciones (fórmulas, recetas, técnicas, etc.) vertidas en el texto. Se aconseja, en el caso de problemas específicos —a menudo únicos— de cada lector en particular, que se consulte con una persona cualificada para obtener las informaciones más completas, más exactas y lo más actualizadas posible. EDITORIAL DE VECCHI, S. A. U.

© De Vecchi Ediciones 2022
© [2022] Confidential Concepts International Ltd., Ireland
Subsidiary company of Confidential Concepts Inc, USA
ISBN: 978-1-63919-432-2

Tabish Griziotti Basevi

REIKI

CÓMO REACTIVAR LA ENERGÍA VITAL,
INTERVINIENDO EN EL AURA,
EN LOS CHAKRAS Y EN LOS CUERPOS SUTILES

De Vecchi
DVE Ediciones

A mi mujer, sin cuyo amor y ayuda este libro nunca habría sido escrito.
A mi familia, que me ha soportado haciendo alarde de paciencia.
A los amigos que han permanecido a mi lado con gran afecto y que me han ayudado con sus consejos, sugerencias, regalos y libros.
A todos los alumnos que han sido mis maestros y me han permitido adquirir experiencia.

Este libro está dedicado a Osho y a todos aquellos que han decidido tomar las riendas de su propia vida.
A todos aquellos que quieren conocer la realidad.
A todos los curiosos que sienten la fuerza imparable de mirar más allá de las cosas.
A todos los que han decidido dirigirse hacia el camino de la investigación, sin sentirse jamás satisfechos.

Índice

Prefacio

Cada uno de nosotros estamos solos en el corazón de la tierra
atravesados por un rayo de sol:
y de repente, anochece.

SALVATORE QUASIMODO

Cuando se me propuso escribir un libro sobre el Reiki, me sentí al momento muy halagado.

¡Mas, ay de mí! No tenía ni la menor idea de lo que me iba a suceder a partir de entonces. Los problemas empezaron casi al instante, cuando me encontré frente a la primera hoja en blanco o, mejor dicho, frente a la primera página electrónica del ordenador.

Todo se había desvanecido, incluso mi mente se había convertido, de repente, en una hoja en blanco, y mis mejores sueños se encontraban poblados de pliegos de papel blanco volandero.

La situación continuó así durante varias semanas hasta tal punto que casi sentí la tentación de renunciar.

Más tarde, cierto día, me di cuenta de que me había olvidado de algo:

¡En realidad tenía el Reiki!

Al encontrarme sumido en el problema, en la preocupación de tener que actuar, víctima de las inquietudes y miedos de mi ego, había olvidado que mi objetivo era escribir un libro sobre la energía.

Después de practicar Reiki durante varios días la situación fue adquiriendo lentamente un matiz distinto.

Inspirado por una gran ayuda externa, numerosas sugerencias e ideas, empecé a estructurar el tipo de libro que quería escribir.

Un libro para todos: para quien ya domina el primer o segundo nivel de Reiki y, principalmente, para quien todavía no lo ha conseguido, para los escépticos y para los que «ya creen en él», así como para quien no lo conoce en absoluto pero posee una sana curiosidad sobre este tema.

Me he inspirado en la visión de Osho, en su idea del «hombre nuevo», y en el camino de crecimiento y «despertar» tan importante para todos, para la creación de un mundo hecho más a la medida del hombre, donde reinen más el amor, la armonía y la belleza.

En este libro también encontraréis, obviamente, una parte «técnica», descrita con el mayor detalle posible, precisamente para ayudar a quien ya posee conocimientos sobre el Reiki pero desea recordar algún procedimiento y, tal vez, no tiene cerca de él a su propio maestro de Reiki para consultarle.

Para mí ha representado un desafío maravilloso, y espero haber conseguido ofrecer algunos puntos interesantes que hayan permitido comprender mejor la energía universal y, por lo tanto, el Reiki, al que tanto debo.

Nosotros, el hombre, nosotros, el destello divino, nosotros, parte del Uno,
todos nos encontramos presentes simultáneamente cuando una persona
activa el Reiki e invoca la energía para sí misma o para los demás.
Todos nosotros, destellos divinos, estamos allí con ella
en la energía que llega y que todo lo disuelve,
que todo lo calma y que todo lo puede curar en lo más profundo del ser,
en lo más profundo del alma inmortal.
Reiki es un canto de amor. Es el contacto con el universo.
Es una melodía infinita que nos da fuerza y que, si escuchamos con el corazón,
nos abre a los grandes espacios y nos hace sentir el murmullo de las estrellas
y el susurro, la felicidad y la belleza de una flor que se abre.

Todo esto es Reiki.

Dos pequeñas sílabas que encierran en sí el misterio
desvelado de la energía universal y que se encuentran a nuestra disposición.

Enero de 1995

La energía

…y empezó «todas las cosas
guardan un orden entre sí, y esto hace
que el universo sea semejante a Dios…»

DANTE ALIGHIERI

El concepto de energía

He aquí un tema del que se ha hablado y escrito extensamente. Intentemos clarificarlo en la medida de lo posible.

Del mismo modo que las distintas civilizaciones, a lo largo de la historia de la humanidad, han producido y difundido credos diferentes, también han surgido y desaparecido auténticos cultos a la energía.

Un ejemplo de ello es el culto al fuego, que se halla presente en diversas culturas prehistóricas. El fuego es una fuente de energía, no sólo porque genera «energía calorífica», sino porque se obtiene una continua, enorme transformación energética de la materia y se libera muchísima energía: energía calorífica, precisamente.

Por consiguiente, se habla de energía desde los albores de la humanidad.

Los hindúes afirman, ya desde el 5000 a. de C., que en la esencia de toda forma de vida se halla latente una energía universal, a la que denominan *prana* o *energía vital*.

Desde el 3000 a. de C. los chinos llaman a esa energía, presente en toda la materia, *ch'i*. En el interior del *ch'i* existe una contraposición de fuerzas cuyos nombres son yin y yang, y que simbolizan lo femenino y lo masculino, lo negativo y lo positivo, la noche y el día; los cuales si se encuentran en armonía, generan el equilibrio perfecto.

Actualmente, todavía la medicina tradicional china, la acupuntura y muchas otras formas de medicina orientales estudian el estado de salud del ser humano y de la naturaleza en general precisamente basándose en el equilibro del yin y del yang.

En el 500 a. de C., Pitágoras se refiere a la energía vital presente en el ser humano en términos de una fuerza «luminosa» capaz de curar.

En el siglo XIII Paracelso describe la fuerza vital del individuo como una fuerza no sólo capaz de sanarlo sino también de favorecer su crecimiento espiritual.

A partir del siglo XVIII se asiste a un continuo auge de investigaciones y las experimentaciones, tanto partiendo de una base científica como empírica, acerca de la existencia en el hombre de una energía distinta a la «físico-corpórea» basada exclusivamente en la química.

Anton Mesmer descubre un fluido magnético que penetra tanto en los objetos como en los seres vivos, y que puede ser activo e interactivo con ellos, de lo que se deriva la hipnosis (mesmerismo) y el influjo a distancia.

El matemático Helmont parte de la hipótesis de que en el universo todo cuerpo se encuentra penetrado por un fluido universal hecho de espíritu vital puro.

El conde Von Reichenbach, un científico alemán, a lo largo de treinta años de estudios y experimentaciones descubre un campo energético presente en el universo al que llama «fuerza ódica». Dicho campo comparte muchas propiedades con el campo electromagnético, y está constituido por dos polaridades que se atraen y repelen entre sí al contrario de los polos magnéticos. Von Reichenbach demuestra que esta energía se halla presente en el cuerpo humano, cuya parte izquierda representa el polo negativo, y la parte derecha el positivo, exactamente como el yin y el yang de la cultura china.

Indudablemente, nuestro cuerpo funciona con la química, pero nosotros no estamos hechos sólo de química.

Numerosas religiones aseguran que poseemos un alma y los científicos sostienen que estamos dotados de un cuerpo energético además de físico.

En el siglo XX se produce una eclosión de investigaciones y descubrimientos con los se que llega a demostrar científicamente la existencia de una energía que va mucho más allá de los conceptos y de las teorías de la física de Newton (siglo XVII), que concibe el universo únicamente como un conglomerado de objetos físicos. Dicha teoría, estudiada sucesivamente por otros científicos, origina la mecánica newtoniana y el desarrollo mecanicista de Occidente, y siglos más tarde la física atómica, donde el átomo es considerado como el elemento base físicomaterial del universo.

Con el descubrimiento del electromagnetismo (siglo XIX), empiezan a surgir dudas, dado que los campos electromagnéticos no pueden explicarse ni medirse basándose en la física newtoniana. Existe algo distinto, algo más.

En el 1905, con la teoría de la relatividad, Albert Einstein da el golpe de gracia a la física newtoniana al afirmar que el espacio no es tridimensional y que el tiempo no es algo en sí mismo, sino que ambos interactúan constantemente y dan lugar a un *continuum* espacio-temporal de cuatro dimensiones.

A pesar de esto, en la conciencia colectiva ha permanecido un concepto muy newtoniano (materialista) del universo del que sin duda son responsables la física y parte de la medicina, que llevan un retraso de un gran número de años.

Las recientes investigaciones y descubrimientos que se están sucediendo en este siglo demuestran la existencia de partículas hasta ayer mismo desconocidas, por ejemplo los fotones.

En el campo energético humano, científicos, médicos e investigadores como W. Kilner, G. De La Warr, R. Drown, W. Reich, H. Burr, F. S. C. Northup, L. J. Ravitz, R. Becker, J. Pierrakos, B. A. Brennan, D. Frost, H. Motoyama, V. Injusin, V. Hunt, A. Puharich, Benveniste, R. Beck o J. Zimmerman han contribuido y están contribuyendo a eliminar los viejos conceptos mecanicistas y materialistas newtonianos y a permitir que la humanidad llegue a la frontera de la nueva era.

Si es verdad que existe una sola energía que mueve todo el universo, desde la partícula más infinitesimal a las grandes masas planetarias, quizá deberíamos cuestionar algunos viejos conceptos y aceptar otros:

— toda materia es energía;
— no existen únicamente energías clasificadas, por lo que es necesario aceptar la hipótesis de que existen otras;
— ignorar la existencia de algo no significa excluir a priori que esto pueda existir;
— como consecuencia lógica, se deben aceptar los resultados, si bien momentáneamente no pueden ser relacionados con ninguna ley científica, y no buscar a toda costa una explicación técnica para justificar lo que los provoca.

Si nos ponemos de acuerdo sobre estos cuatro puntos, pronto estaremos en disposición de abrir más nuestra mente y de extender nuestra sensibilidad hacia todo lo que nos rodea.

Somos conscientes de que el fuego quema, porque nos hemos abrasado. Sabemos que la energía de la gravedad existe, porque caemos hacia abajo y, finalmente conocemos otras energías que funcionan y que por lo tanto existen, aunque no podamos todavía medirlas científicamente para percibir sus resultados. Resultados que están a la vista de quien quiera ver y experimentar por sí mismo, y que se os mostrarán cada vez más nítidos a medida que vayáis leyendo este libro.

Las energías científicamente ignoradas

El Reiki puede definirse, precisamente, como una energía «científicamente ignorada». Y decimos «puede» porque, si nos fijamos bien, todavía no está reconocido como «método».

Gracias a los últimos descubrimientos y a las recientes teorías de la física cuántica, la mayoría de los físicos han reconocido que todo es energía, por lo que se admite la existencia de una energía universal que se presenta bajo diversos aspectos.

Por tanto, en cierto modo, hablar del Reiki como de una energía «científicamente ignorada» resulta casi un contrasentido. Sería más correcto decir «humanamente ignorada».

En efecto, no se puede olvidar que son pocos los que están al corriente de los recientes hallazgos de la física, y no nos estamos refiriendo únicamente al hombre de la calle, sino a personas de nivel cultural elevado e incluso a científicos que se dedican a campos ajenos al de la física pura.

De esto se desprende que las energías ignoradas son más «humanamente» que «científicamente» ignoradas.

Por otro lado, ignorado deriva de «ignorar», de «no conocer», y la divulgación de los descubrimientos científicos se encuentra a menudo sólo al alcance de unos pocos especialistas (debido más a la dificultad objetiva de explicarlos que a una voluntad explícita) y, las raras veces en que se da lo contrario, pasa desapercibido por la mayoría, ya sea por desinterés, ya sea por mala información.

Todos nos damos cuenta de lo injusto de esta situación, por lo que sólo podemos esperar que cambie lo antes posible gracias a la fuerza de un nuevo y extendido deseo de ampliar nuestros conocimientos. Deseo al que, sin embargo, debe corresponder un **correcto esfuerzo de información que esté al alcance de todos**.

Las energías sutiles

Por convención, para podernos entender mejor, decimos que las energías «sutiles» son todas aquellas energías que no logramos percibir claramente con nuestros sentidos comunes o materiales: vista, olfato, tacto, oído y gusto.

Estas energías pueden ser percibidas por el ser humano, pero se trata de percepciones que se dan en el área de las sensaciones o del «sentir», es decir, en el área comúnmente denominada de las percepciones extrasensoriales.

Que nuestros sentidos materiales no estén lo suficientemente desarrollados para constituir un necesario punto de referencia (y de partida) para percepciones más sutiles aunque tan reales como las demás, no significa que estas no sean susceptibles de ser constatadas o que no existan.

De hecho, sólo mediante una práctica asidua y continuada y un control constante es posible utilizar nuestros sentidos (por otro lado los únicos de que disponemos) como punto de partida hacia un sentir más profundo.

Estas energías han sido en distintas ocasiones, y por parte de distintas personas, medidas con instrumentos científicos, hecho que en gran medida y sorprendentemente, ha sido mejor aceptado por el mundo científico que por el entorno médico.

Citaremos, por ejemplo, lo que ha sido confirmado y reconocido por la Academia de las Ciencias de Moscú ya desde hace muchos años, es decir, el descubrimiento de que los seres vivos emiten vibraciones comprendidas entre los 300 y los 2.000 nanómetros. A dicha emisión se le ha dado el nombre de «bioplasma».

También se ha descubierto a través de métodos empíricos que los individuos capaces de transmitir esta energía poseen un campo bioplasmático mayor que el de los demás.

Naturalmente, en el curso de los años, las investigaciones han continuado en todo el mundo, y se ha llegado a construir aparatos, que hoy en día se encuentran normalmente a la venta, para medir la cantidad de emisión de bioplasma que posee cualquier persona.

Si, no obstante todo esto, todavía tuviéramos que convencernos de la existencia de energías que no logramos percibir con nuestros sentidos comunes, bastaría con pensar en la energía magnética: todos sabemos lo que es un imán y hemos visto el efecto de atracción que ejerce sobre un trozo de hierro. Por consiguiente, la energía magnética no la podemos percibir a no ser que veamos su efecto o resultado, ¡y no por esto decimos que no existe!

Por otra parte, ¿cuántas veces, al entrar en una sala en la que hay otras personas, y sin ningún motivo racional aparente, nos hemos sentido irritados, incómodos, con una sensación de opresión o, por el contrario, a gusto, felices y contentos?

¿Cuántas veces, al encontrarnos frente a una persona por primera vez, hemos sentido, instintivamente, sin ningún motivo racional aparente, reacciones de simpatía, antipatía, rechazo, incluso peligro, o bien de aceptación sin condiciones?

¿Y cuántas veces nuestra primera e instintiva reacción se ha revelado exacta, más allá de las consideraciones racionales establecidas a posteriori?

¿Alguna vez nos hemos preguntado el porqué?

Incluso un conocido dicho popular sostiene que «la primera impresión es la que cuenta».

La única explicación posible es que hemos

«sentido», es decir, que hemos percibido de una manera extrasensorial algo que ha puesto en funcionamiento en nosotros un mecanismo emotivo, más allá de la razón.

Y si nos hemos dado cuenta de ello, si bien de un modo no visible y no completamente racional, significa que hemos percibido una emoción, un sentimiento, o «algo» igualmente difícil de ser definido, emitido por una o más personas.

Esta experiencia, común a casi todos nosotros, sólo puede significar que emitimos «algo» que a su vez puede ser percibido.

Lo que nosotros emitimos y captamos es, por consiguiente, energía y, al no ser dicha energía físicamente perceptible, se le llama comúnmente «energía sutil» para, en efecto, distinguirla de las formas de energía (por ejemplo la energía eléctrica) que nos resultan más familiares.

El ser humano

… ¿Qué es un hombre, si el bien principal de su tiempo
es sólo dormir y alimentarse?
Una bestia, nada más.
Ciertamente, aquel que nos creó con un entendimiento tan desarrollado
que somos capaces de mirar adelante y atrás, no nos dio esta capacidad
y razón divina para que enmoheciese en nosotros sin ser utilizada…

WILLIAM SHAKESPEARE

El concepto holístico

Quien aprecia una diferencia entre espíri-
tu y cuerpo no posee ni el uno ni el otro.

OSCAR WILDE

Holístico es un adjetivo que deriva del vo-
cablo griego *holos*, que significa «todo» o
«el todo».

Holístico, por lo tanto, en su acepción corriente significa «total», «entero», «que lo
comprende todo».

Es un adjetivo que ha empezado a utilizar-
se de forma común desde hace poco tiempo, y que se refiere, sobre todo, a la visión
del universo, de la Tierra, de la naturaleza,
del individuo, de la vida y de su salud en
términos de globalidad y de interrelación
constante, en que todo sucede contemporá-
nea e interactivamente en un único armónico. Una visión, la holística, en clara contra-
dicción con la newtoniana o mecanicista,

que concebía un universo hecho de átomos,
componentes físicos entendidos como objetos, en que todo fenómeno es resultado de
un proceso **causa-efecto**, y en que todas las
reacciones físicas tienen en su base una
sola causa física. C. G. Jung, en su prólogo
al libro *I Ching*, escrito en el 1949, cita el
principio de la *sincronicidad*:
«Esta teoría implica un extraño principio
al que yo he denominado *sincronicidad*,
un concepto que formula un punto de
vista diametralmente opuesto al de la
causalidad.
»Este último, al tratarse de una verdad puramente estadística y no absoluta, constituye una especie de hipótesis de trabajo
sobre cómo los fenómenos evolucionan
uno a partir de otro, mientras que la sincronicidad considera especialmente importante la coincidencia de los fenómenos
en el espacio y en el tiempo, percibiendo
en esta algo que va más allá de la pura ca-
sualidad, es decir, una peculiar interdepen-

dencia de los fenómenos objetivos entre sí, así como también entre ellos y las condiciones subjetivas, psíquicas del observador u observadores.

»La antigua mentalidad china contempla el cosmos de una manera parecida a la del físico moderno, que no puede negar que su modelo del mundo es una estructura decididamente psicofísica. El fenómeno microfísico incluye al observador del mismo modo que la realidad que forma el substrato del *I Ching* comprende las condiciones subjetivas, o bien psíquicas, considerando la situación momentánea en su totalidad. Así como la causalidad describe la secuencia de los fenómenos, según el pensamiento chino la sincronicidad considera su coincidencia.»

Los lectores que podrían objetar que el *I Ching* es un sistema de vaticinio, deben tener en cuenta que también en el *I Ching* hay un sistema de curación, y que la energía es una sola. Siempre. Y para tratar con más detalle lo que ahora sólo estamos apuntando, os invito a leer, en uno de los capítulos siguientes, el párrafo sobre el tratamiento a distancia, relativo al segundo nivel de Reiki.

Todavía hoy muchos de nosotros preferimos permanecer anclados a este tipo de realidad subjetiva en que todo es más simple, debido a su concreción y al hecho de verse regida, precisamente, por causas y efectos físicos.

Medimos el tiempo linealmente, y actuamos mecánicamente, con el reloj, que determina nuestra vida hacia una visión fija y automática de escansiones y citas.

Nos hemos otorgado una estructura en que las cosas que nos atañen son claras y físicamente tangibles y, por comodidad o por desconocimiento de algo más, no tomamos en consideración variación alguna.

Del mismo modo que percibimos nuestra vida de una manera mecánica, también nos consideramos a nosotros mismos desde la misma perspectiva de tipo mecánico.

¿Acaso no decimos que nuestro cuerpo es «una máquina maravillosa»?

Este concepto, que nos ha sido transmitido por nuestros padres, por la escuela y por la sociedad, dice mucho acerca de cómo nos vemos a nosotros mismos, a nuestro cuerpo y a nuestra mente.

Como resultado lógico, acudimos al médico como quien acude al mecánico, y sólo por una cuestión de lenguaje no le decimos: «Doctor, por favor, *repáreme* la rodilla, últimamente no puedo moverla bien».

Sin embargo, a partir de las teorías de Einstein las formas de pensamiento empezaron a cambiar, y nació una visión distinta, incluso más hermosa, de la realidad: la visión holística.

Gracias a la física atómica se ha demostrado que toda materia está compuesta de átomos, y que estos a su vez, están compuestos de protones, neutrones y electrones.

Inmediatamente después fueron descubiertas unas partículas todavía más pequeñas, las «partículas subatómicas» o «quanta», que se presentan en ocasiones con forma de corpúsculos (es decir, de materia), y en otras con forma de onda (es decir, de energía).

Einstein, con la teoría de la relatividad y con su famosa ecuación $E = m\,c^2$ (donde «E» equivale a energía, «m» a la masa de los cuerpos materiales y «c» a la velocidad de la luz), nos demostró que la masa no es más que energía y que, por consiguiente, no existe por un lado la materia y por el otro la energía, sino que hay una única realidad: el hecho de verla como materia o como energía depende del punto de observación.

La física actual ha desbancado completamente la visión newtoniana, y los últimos descubrimientos sobre las partículas infinitesimales y, principalmente, sobre sus comportamientos y sus relaciones, han llevado a considerar que en lugar de existir un componente base y aislado de la materia, hay una serie casi infinita de fenómenos estrechamente relacionados entre sí.

El universo, por lo tanto, según la física moderna es una unidad en constante movimiento que no debe ser escindido ni excluido de quien lo observa, ya que este, en efecto, forma parte de él.

Si aplicamos todo esto a la visión de nosotros mismos y de la totalidad, sin duda nos daremos cuenta de que existe algo distinto, extremadamente científico, de lo que ya no podemos prescindir. A no ser que nosotros mismos decidamos mantener los ojos cerrados y taparnos los oídos, precisamente como dos de los tres famosos simios.

La visión holística nos permite considerarlo todo, incluidos nosotros mismos, no ya con una visión mecanicista, sino como una serie casi infinita de fenómenos en movimiento y en estrecha relación entre sí. Como consecuencia, nuestro cuerpo no es algo semejante a una estructura mecánica que se monta y desmonta, sino una entidad global que comprende la parte energética, la parte espiritual y la parte física, que se mantienen unidas y vivas gracias a una serie de fenómenos que se encuentran en absoluta y constante relación entre sí y con lo que nos rodea, es decir, con el universo.

Comparados con el universo nosotros somos infinitamente menos que un granito de arena, pero sin nosotros el universo no existiría: nuestra existencia y nuestras acciones no pueden prescindir de las del universo, y el universo no puede prescindir de nosotros: formamos un todo.

Este es el concepto holístico.

El hecho de acostumbrarnos a pensar en términos holísticos no resulta fácil, pero si mantenemos los ojos abiertos y los oídos atentos a la nueva visión, sin rechazarla, poco a poco entraremos en un mundo completamente diferente, que contribuiremos a hacer mejor y distinto, precisamente gracias a nuestra nueva manera de ver las cosas.

La visión energética

El hombre es como el sol, sus sentidos
son sus planetas.

NOVALIS

Colores y sonidos

Para comprender mejor los párrafos siguientes convendrá hablar brevemente de la importancia de los colores y los sonidos.

En el universo todo es movimiento,
nada es estático e inmóvil, todo vibra
constantemente, y el movimiento es vida.
No existe en el universo
el concepto de muerte,
sólo de transformación,
de cambio, de evolución.

Citemos a Osho, un maestro iluminado que se desprendió de su propio cuerpo el 19 de enero de 1990, y cuyas palabras reproduciremos a menudo en el curso de los capítulos siguientes:

…existe un principio, en el momento en que nuestra mente desaparece y deja espacio al silencio eterno, pero no existe un final para nuestro yo más íntimo. Ciertamente, en lo que concierne a los demás, vosotros moriréis, pero por lo que respecta a vosotros mismos, viviréis eternamente: la muerte es sólo la opinión que de vo-
sotros tienen los demás. Para ellos, el final será la palabra… (The Path of the Mystic)

La materia es energía en constante movimiento, y cada partícula de energía oscila a frecuencias distintas, y da lugar a fenómenos diferentes, en parte descubiertos y constatados por la ciencia y, en parte todavía menor, susceptibles de ser vistos, oídos y tocados por medio de nuestros sentidos físicos, es decir, gracias a la luz, al sonido y a la materia. En realidad, únicamente una parte de la luz y del sonido es visible y audible.

Desde siempre el sonido y la luz han representado para la humanidad una de las constantes imprescindibles en la vida y desarrollo del hombre.

Ya en la antigüedad el hombre curaba a sus semejantes mediante los colores (luz) y los sonidos, es decir, por medio de la cromoterapia y la musicoterapia.

Por lo que respecta a la utilización de los sonidos, nos han llegado testimonios muy importantes de todas las culturas antiguas, relacionados casi siempre con ritos religiosos o iniciáticos como, por ejemplo, el uso para el «OM» (la sílaba sagrada de los budistas), de la nota musical *fa*, la nota base de la naturaleza y de todos los seres vivos de la Tierra.

Los textos sagrados hindúes, de hecho, empiezan con el sonido, es decir, con el OM, que no es una palabra (en el sentido literal del término), sino un sonido rico en el profundo significado del inicio del mundo «En el principio fue el sonido.» A diferencia de la Biblia que dice «En el principio fue el Verbo».

En la vida de cada uno de nosotros, el color y el sonido son determinantes, ya que ambos encierran en sí un gran poder.

Sin necesidad de entrar en detalle, basta con pensar en el «poder» de la palabra, o en el poder material de ciertos sonidos que consiguen romper el cristal. Son muy conocidas las bromas y anécdotas sobre los tonos agudos de determinadas sopranos. Pensemos también en el color rojo, excitante, el verde, relajante, y el azul, que invita a la ensoñación.

… por lo tanto, no penséis que las palabras no son poderosas. De costumbre, las palabras empleadas comúnmente no tienen ningún poder, sólo una utilidad. Pero cuando el Iluminado habla, la palabra no tiene ninguna utilidad: posee simplemente el poder infinito de transformar nuestro corazón…

… y recordad: la palabra es mucho más poderosa que cualquier arma nuclear, porque las armas atómicas únicamente pueden traer la muerte, lo que no es en absoluto una demostración de poder. En cambio, la palabra surgida de una conciencia iluminada os puede conducir hacia una nueva vida; es capaz de otorgaros un renacimiento, una resurrección. Esto es poder…

… si la palabra surge de la conciencia despierta, en el momento que alcanza vuestro ser interior se convierte en sonido… porque el significado es propio de la mente; más profundamente respecto a la mente,

existe la ausencia de significado, el simple sonido. Sin embargo, existe una ulterior profundidad en que el sonido desaparece en el silencio. La palabra verdadera, la palabra auténtica crea siempre silencio dentro de nosotros. Este es el criterio que debe establecer su poder: que no esté vacía, que contenga el sonido, y que el sonido contenga el silencio… y el silencio es la naturaleza de la existencia.

OSHO

El color es una parte indivisible del orden del universo y un lenguaje universal que no conoce fronteras.

Las civilizaciones antiguas entendieron perfectamente que el subconsciente percibe el color y la luz.

Incluso en el *Libro egipcio de los muertos* y en el *Libro tibetano de los muertos*, en los códices mayas y en las tradiciones cristianas es común la descripción de experiencias relacionadas con la función fundamental de los colores.

En consecuencia, el color se encuentra vinculado a la escala evolutiva de la humanidad. Es más, la cromoterapia y la musicoterapia nos demuestran que nuestras células, es decir, nuestros órganos y todo nuestro cuerpo, la parte mental, emocional, psíquica, espiritual y energética, reaccionan con los colores y los sonidos.

En definitiva, los colores y los sonidos son una representación de la energía e interactúan con nosotros en todo momento, precisamente en nuestro campo energético, como tendremos ocasión de ver en los capítulos siguientes.

La música y los colores son para la mente lo que el aire y la luz son para el cuerpo.

PLATÓN

Los cuerpos sutiles

Estudiaremos ahora la parte energética de nuestro ser.

Hoy en día es conocido y aceptado que el ser humano no está hecho sólo de materia, sino que además está compuesto de energía, igual que todas las demás formas de vida que existen.

Esta afirmación la podemos creer o no, o someterla a una duda razonable, ya que no todos hemos recibido el don de la denominada «visión superior» ni poseemos una sensibilidad especial que nos permita comprobarlo por nosotros mismos.

De modo que la única recomendación posible es no rechazar a priori estas explicaciones, y al mismo tiempo no creer sistemáticamente: existe sólo un camino, el de la experiencia directa.

Experimentar es conocer, es alcanzar una conciencia, **es estar vivos**.

No poseemos experiencias precisas sobre los cuerpos sutiles y además tampoco tenemos la certeza de que alguien los haya visto o medido, al contrario de lo que ocurre con el aura, a la que nos referiremos en el siguiente apartado.

Por consiguiente, únicamente podemos referir lo que otros investigadores y sensitivos han sostenido al respecto.

Existe una ley no escrita que dice más o menos así: *todo lo que es grande es pequeño y todo lo que es pequeño es grande.* Así parece que sean las cosas con respecto a nuestra parte energética.

En efecto, alrededor de nuestro cuerpo físico existen siete cuerpos energéticos llamados «auras», y en el interior del mismo cuerpo hay siete cuerpos energéticos, uno dentro del otro, como las figuras rusas, llamados «cuerpos sutiles».

Los cuerpos sutiles son, por un lado, el origen de las auras, y por el otro su resultado. Cada cuerpo sutil corresponde al aura opuesta, es decir, el séptimo cuerpo sutil, el más pequeño, que constituye la esencia íntima de nuestro ser, corresponde a la séptima aura, la mayor y la más espiritual. En cambio, el primer cuerpo sutil, el mayor, corresponde a la primera aura, la más pequeña y la más cercana a la materia, es decir, al cuerpo físico.

Cuando morimos, nuestro cuerpo físico, una vez cumplida su misión, se destruye. Los siete cuerpos sutiles, que representan nuestro ser inmortal, abandonan el cuerpo físico y se supone que continúan existiendo en un plano distinto al de la realidad.

A este respecto cada individuo es libre de pensar lo que quiera, dado que, salvo las raras experiencias de regreso del más allá, las únicas opciones posibles son creer o no creer.

La primera posibilidad, es decir, creer, se encuentra a menudo estrechamente vinculada a condicionamientos religiosos, filosóficos y a razonamientos personales. Sin duda, cada uno de nosotros ha elaborado ya una teoría propia sobre este tema.

Sin embargo, las funciones completas de los cuerpos sutiles son todavía poco claras, pese a ser un área de investigación extremadamente interesante y que se estudia cada vez más. Esperamos, por lo tanto, que las investigaciones y los logros en este campo nos permitan llegar lo antes posible a una comprensión mayor de los «mecanismos» que nos mueven más allá de la parte física.

Las auras

Tras los cuerpos sutiles, de los que, como ya hemos dicho, sabemos poco, trataremos las auras, de las que, por el contrario, tenemos un conocimiento bastante relevante, incluso científico.

La existencia de una emanación energética que rodea e invade nuestro cuerpo físico se encuentra fuera de dudas, hasta tal punto que invitamos a los escépticos a que se hagan una fotografía de su propia aura.

Hoy en día, en casi todas las principales ciudades existen aparatos específicos que por una módica suma fotografían el aura.

Naturalmente, lo que veremos será la representación del momento preciso en que ha sido hecha la fotografía. En efecto, el aura cambia constantemente de tamaño y color, de modo que el resultado será simplemente la confirmación de algo que el ojo humano, exceptuando el caso de algunas personas más preparadas, no está acostumbrado a percibir.

Será una experiencia divertida y, sobre todo, nueva, siempre que no se pretenda extraer conclusiones o diagnósticos a partir de esa única fotografía.

Con el propósito de ser «más papistas que el Papa», ya que sin duda alguien podría considerar la fotografía del aura como una baratija de feria, recorreremos el camino que nos ha llevado también a nosotros, los occidentales, a descubrir la existencia del aura humana y no humana. Los orientales la conocen desde siempre, si bien tienen de ella una visión más espiritual.

Primero intentaremos definirla.

El aura es la parte visible del campo energético de todas las formas de vida.

Hablamos, por tanto, del campo energético o bien del campo bioplasmático, bioenergético o, según algunos, electromagnético que, justamente, emite toda forma de vida.

Las primeras observaciones se remontan, como ya hemos visto, a los albores de la humanidad, para oscilar, en el curso de los siglos, entre la credulidad y la incredulidad, el refinado conocimiento esotérico, la charlatanería y la superstición, hasta el siglo XIX, en que tuvieron lugar las primeras comprobaciones obtenidas con el auxilio de aparatos que se basaban en los conocimientos científicos de la época.

Son del mismo período Messmer, Leibniz y Reichenbach, investigadores que exploran las áreas antiguas con espíritu científico, inventando y construyendo, la mayor parte de las veces, los aparatos necesarios para sus indagaciones.

A partir del inicio de nuestro siglo, los descubrimientos se suceden con gran rapidez, debido en gran medida a la aparición de unos instrumentos de análisis cada vez más sofisticados.

Citaremos sólo a algunos de los investigadores, médicos y científicos que han trabajado específicamente en este campo: Walter Kilner, George De La Warr, Wilhelm Reich, Harold Burr, F. S. C. Northup, John Pierrakos, Barbara Ann Brennan, David Frost, Viktor Injusin, Valerie Hunt y Andria Puharich.

Sus observaciones y estudios, junto a los de todos los demás, han permitido verificar sobre bases científicas que todo ser vivo emite un campo energético susceptible de ser medido y, con los utensilios adecuados, visible (de ahí la máquina fotográfica para las auras).

Hablemos ahora de la famosa cámara Kirlian, así llamada por el nombre de su inventor, y de lo que fue confirmado y reconocido por la Academia de Ciencias Médicas de Moscú ya hace muchos años, es decir, el descubrimiento de que los seres vivos emiten vibraciones comprendidas entre los 300 y los 2.000 nanómetros, emisión que se ha denominado «bioplasma».

Siempre han existido individuos que poseen por naturaleza la «visión superior», como la denomina Barbara Ann Brennan en su libro *Manos de luz*, que aconsejamos vivamente a quien quiera profundizar en el tema. Este don permite, además de una visión normal de la realidad física, la visión de los campos energéticos humanos y no humanos.

A través de los siglos, las personas que poseían este don han sido dignas de gran respeto y consideración, pero también esta facultad ha sido motivo de burla e incluso de persecución: actualmente todavía podemos escuchar noticias esporádicas acerca de niños y adultos considerados visionarios (para emplear un eufemismo).

La aportación de estas personas ha constituido, entre otras cosas, un estímulo para los investigadores, y ha permitido la comparación entre lo que los aparatos registran y la «visión» de los sensitivos.

Todo esto ha permitido no sólo la obtención de pruebas y confirmaciones recíprocas, sino, además, la construcción de aparatos cada vez más sofisticados y capaces de medir los campos energéticos humanos incluso con fines terapéuticos.

A lo largo de los años, las observaciones sobre el aura, basadas en sistemas a menudo diferente entre sí, han terminado definiendo la cantidad y la estructura de los distintos estratos.

Naturalmente, existen discrepancias entre los observadores, y esto es debido a imperfecciones en la extrapercepción, determinadas siempre, queramos o no, por distintos condicionamientos. De hecho, a menudo el mismo investigador no es capaz de sacar todo el provecho a los instrumentos de verificación de que dispone si no lo hace por medio de una comparación con el mundo físico: esto genera puntos de observación y de referencia distintos entre sí. De todos modos, casi todos están de acuerdo en que existen varios estratos o campos áuricos.

La cantidad de las auras descubiertas o vistas por los distintos investigadores ha oscilado, a través de los años, entre tres y más de siete. Últimamente parece bastante probable la existencia de un mínimo de siete auras.

Por experiencia personal y de los sensitivos con los que colaboramos, también nosotros podemos confirmar que las auras son por lo menos siete, si bien no nos es lícito afirmar, como sostienen algunos, que existan otras además de estas siete tocadas literalmente con nuestras manos.

Cada uno de los estratos del aura es distinto. Los campos impares tienen una estructura más definida, mientras que los pares se muestran menos estructurados, casi fluidos y en constante movimiento.

Todos los estratos invaden a su vez los estratos inferiores: el séptimo penetra hasta el cuerpo físico, el sexto invade los cinco inferiores y el cuerpo físico, el quinto los cuatro inferiores y el físico, y así sucesivamente hasta llegar al primer estrato, que es el más cercano al cuerpo físico.

A cada estrato o campo del aura se le ha dado un nombre, que varía según el investigador y que, en general, refleja su calidad y función.

Nosotros nos atendremos a la clasificación de Barbara Ann Brennan, ya que nos parece más en sintonía con cuanto hemos podido comprobar personalmente a lo largo de varios años de observación terapéutica.

LOS SIETE ESTRATOS DEL AURA

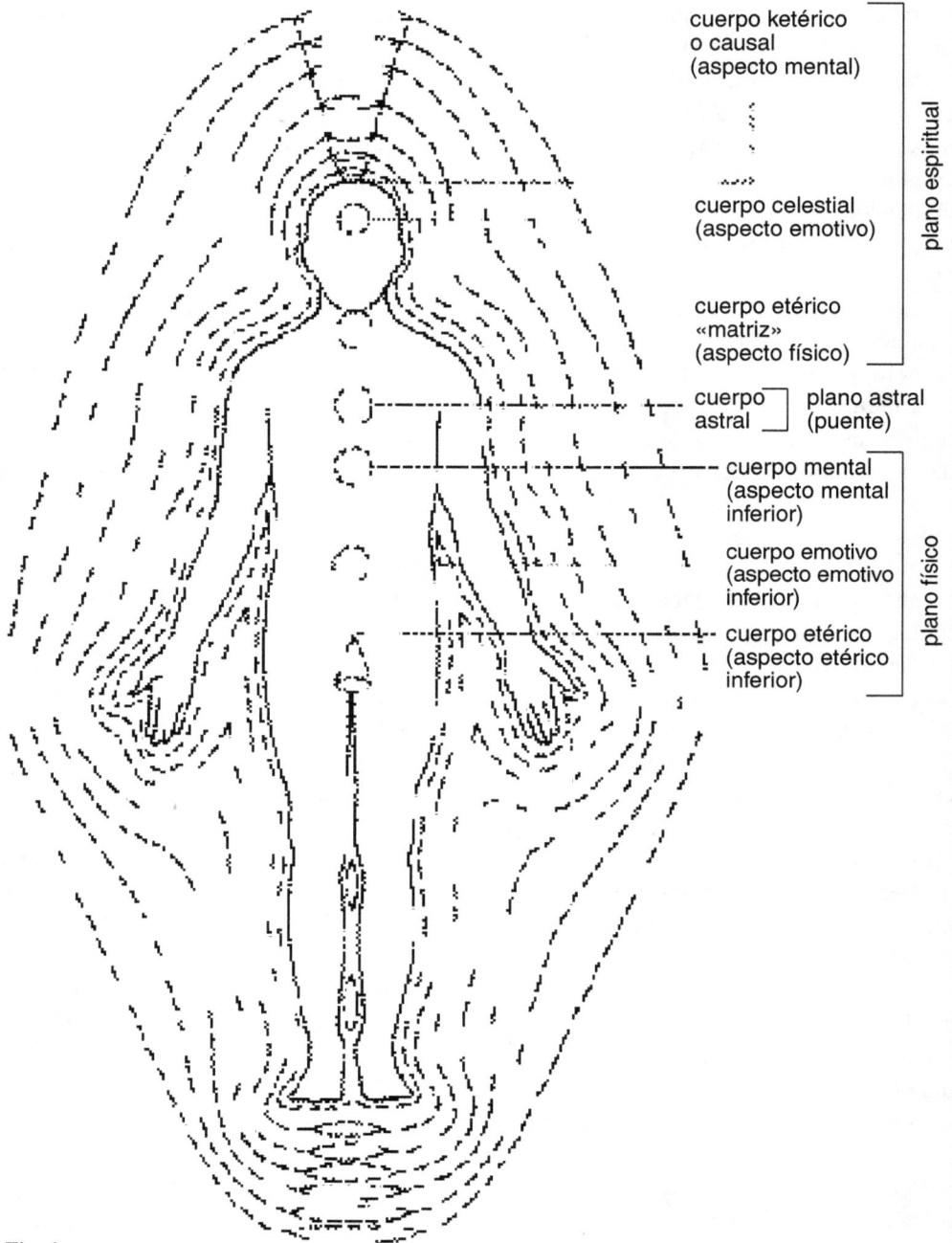

cuerpo ketérico
o causal
(aspecto mental)

cuerpo celestial
(aspecto emotivo)

cuerpo etérico
«matriz»
(aspecto físico)

plano espiritual

cuerpo
astral

plano astral
(puente)

cuerpo mental
(aspecto mental
inferior)

cuerpo emotivo
(aspecto emotivo
inferior)

cuerpo etérico
(aspecto etérico
inferior)

plano físico

Fig. 1

PLANO FÍSICO

1. **Cuerpo etérico:** aspecto etérico inferior, de 0,5 a 5 cm, red de líneas luminosas, del azul claro al gris.

2. **Cuerpo emotivo:** aspecto emotivo inferior, de 2,5 a 7,5 cm, condensaciones de luz, todos los colores.

3. **Cuerpo mental:** aspecto mental inferior, de 7,5 a 20 cm, líneas de luz, color amarillo.

PLANO ASTRAL (PUENTE)

4. **Cuerpo astral:** de 15 a 30 cm, condensaciones de luz, todos los colores.

PLANO ESPIRITUAL

5. **Cuerpo etérico «matriz»:** aspecto físico, de 45 a 60 cm, líneas transparentes, azul cobalto.

6. **Cuerpo celestial:** aspecto emotivo, de 70 a 90 cm, rayos de luz irisada.

7. **Cuerpo ketérico «matriz» o causal:** aspecto mental, de 75 a 100 cm, filamentos de luz dorada.

Obviamente, las medidas en centímetros de los distintos campos no son fijas, y varían no sólo de individuo a individuo, sino también según el «momento» que está viviendo. Si, por ejemplo, la persona se encuentra en un estado de profunda meditación, el aura se presentará mucho más extendida y los colores serán más vivos y brillantes.

También los colores cambian según el individuo, encontrándose igualmente sujetos al momento y en estrecha relación con su salud física, emocional, mental y espiritual. De ahí que algunos terapeutas energéticos, que naturalmente son capaces de percibir el aura, se basen en esta para diagnosticar el estado de salud de la persona, ya que la forma, la estructura y los colores de la misma proporcionan una información relevante y puntual. Es el momento de referirnos a los canales energéticos (llamados también «meridianos») que recorren nuestro cuerpo, para comprender mejor la compleja y delicada estructura tanto del aura como de nuestro cuerpo energético en general.

Nuestro cuerpo está surcado por una miríada de canales energéticos que unen todos los órganos y las partes entre sí y que constituyen uno de los elementos del cuerpo energético.

Existen distintas terapias importadas de Oriente basadas justamente en los canales energéticos. Casi todos conocemos o hemos oído hablar de la acupuntura, que llegó a Occidente desde China y hoy en día está notablemente extendida en España.

Sin embargo a nosotros, en el contexto Reiki, nos interesa sobre todo conocer el canal energético principal, el que va de la cabeza al coxis siguiendo la línea de la columna vertebral.

Por este canal discurre el flujo de energía principal que va más allá de la cabeza y del coxis, y que se une directamente a la séptima aura. Sobre este se establecen los chakras (palabra que en sánscrito significa «rueda»), torbellinos de energía que constituyen uno de los componentes básicos, junto con el aura y los cuerpos sutiles, del cuerpo energético; de ellos hablaremos en el siguiente punto.

La interacción constante del cuerpo energético con el cuerpo físico es de sobras conocida por todos los investigadores y terapeutas energéticos, que han llegado a la conclusión de que la séptima aura es la «matriz» de todos nuestros cuerpos, y la quinta aura, en que están representados todos nuestros órganos, es la «matriz» de la primera aura, que a su vez es la «matriz» de los tejidos corporales.

Las comprobaciones efectuadas han puesto también de manifiesto que todas las manifestaciones que se dan en el cuerpo físico **primero** ocurren en el plano energético, y se hallan perfectamente representadas en el aura y en los chakras.

Hablando en términos prácticos, esto significa que, desde las emociones hasta la enfermedad, todo se da primero en el cuerpo energético, y únicamente después se manifiesta en el cuerpo físico, aunque en ocasiones el lapso de tiempo sea mínimo.

En el aura existen las «causas» de nuestras enfermedades, así como la representación energética del futuro daño físico con forma de un «bloqueo de la energía».

Por consecuencia, parece bastante lógico y lícito intervenir preventivamente el cuerpo energético.

Si la enfermedad ya se ha apoderado del cuerpo físico, serían convenientes dos intervenciones simultáneas: por un lado la física, con los medicamentos y terapias adecuadas, por otro la energética, no sólo con el fin de eliminar la causa, sino también de constituir un auxilio y soporte a la terapia física.

Los chakras

De Oriente, donde conocían los chakras ya desde la antigüedad, nos han llegado no sólo nombres exóticos y bellísimas ilustraciones, sino también una vasta literatura que hoy ya no se considera como una extravagancia, sino al contrario, se valora como fuente de conocimiento.

Efectivamente, las teorías que sostenían los orientales son a menudo las bases del trabajo científico de terapeutas e investigadores occidentales.

También en el caso de los chakras nos referiremos a la escuela de Barbara Ann Brennan que, como ya hemos dicho, es más afín a nuestra experiencia práctica.

Antes de hablar de qué son, cómo están hechos y cuáles son sus características, veamos en líneas generales para qué sirven.

Su función principal es, en síntesis, absorber la energía universal, metabolizarla, alimentar las auras y, por fin, emitir energía al exterior.

En realidad, las funciones de los chakras son innumerables, además de complejas: nos referiremos a algunas de ellas en lo sucesivo, aunque para un conocimiento más profundo aconsejamos la lectura de textos especializados en el tema.

La mayoría de los investigadores y observadores «ven» los chakras como canales a través de los cuales la energía discurre con un movimiento ascendente y descendente y que, simultáneamente, gira, que como «ruedas» propiamente dichas, como están descritos en los textos orientales.

Los chakras se establecen en los canales energéticos, precisamente en la intersección de los flujos energéticos.

Los chakras son innumerables, pero nosotros consideraremos sólo los siete más importantes, que se encuentran ubicados a lo largo del canal energético principal, y parte de los veintiuno, llamados secundarios, que, en la terapia energética de armonización, son muy importantes, como por ejemplo los de las manos, de los pies y de las rodillas.

Dos de los siete chakras principales son simples, el primero y el séptimo, mientras que el resto de ellos son dobles, por lo que presentan un aspecto anterior y otro posterior.

Del segundo al quinto, la parte anterior se relaciona con los sentimientos y las emociones, y la parte posterior con la voluntad.

LOS SIETE CHAKRAS PRINCIPALES EN SUS ASPECTOS ANTERIORES Y POSTERIORES

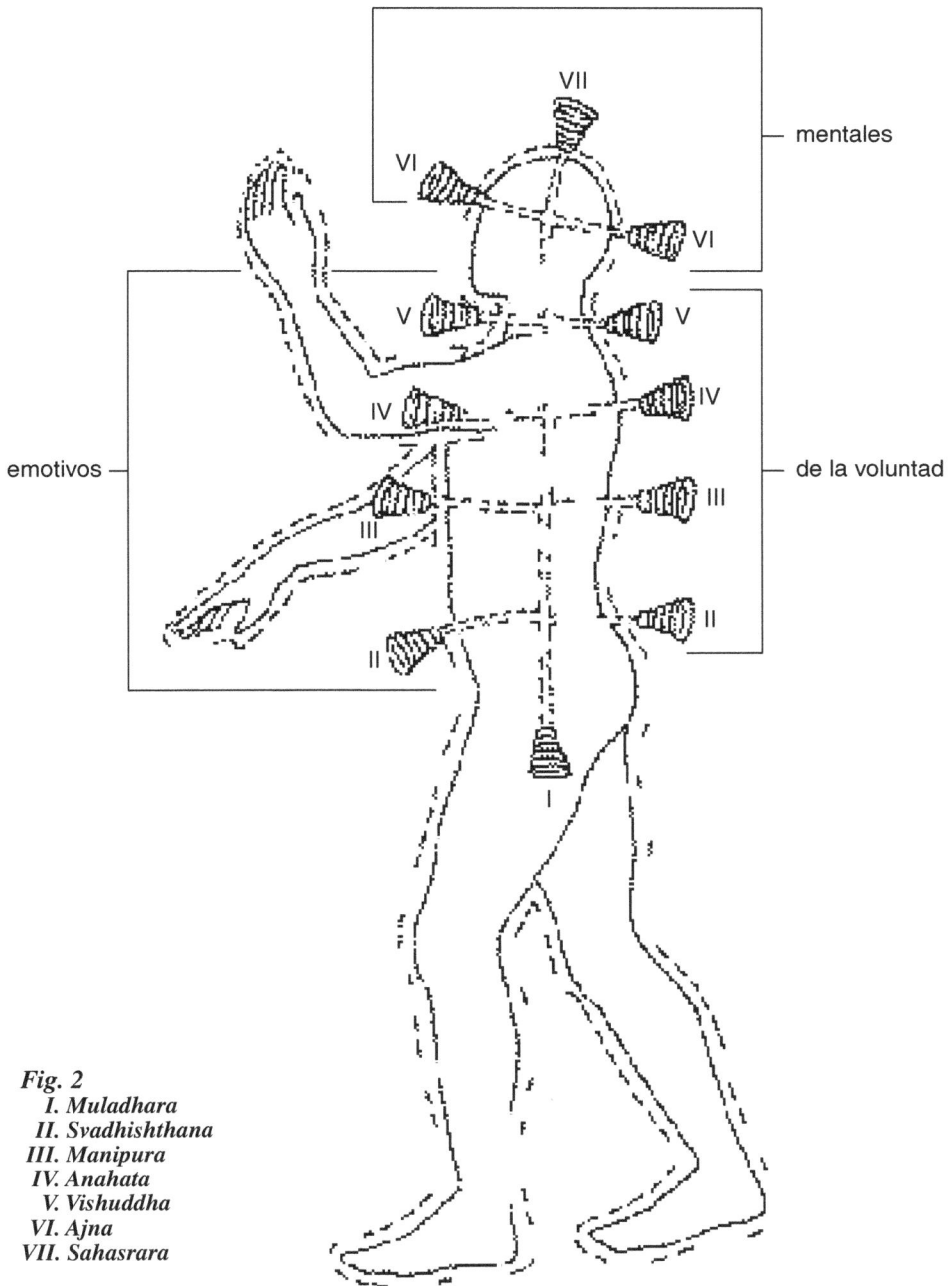

Fig. 2
  I. Muladhara
  II. Svadhishthana
  III. Manipura
  IV. Anahata
  V. Vishuddha
  VI. Ajna
  VII. Sahasrara

El sexto (anterior y posterior) y el séptimo están vinculados a la mente y a la razón.

El primero y el séptimo constituyen los dos extremos del canal energético principal, y unen al ser humano por un lado con el universo, y por otro con la Tierra.

En cada aura están representados los siete chakras principales, si bien cada chakra es específico de una determinada aura.

Concretemos todavía más, cada chakra, que está asociado a la propia aura (el primer chakra a la primera aura, el segundo a la segunda, y así sucesivamente), posee varios estratos, exactamente siete, como siete son las auras, por lo que se encuentra presente en todas ellas.

Automáticamente cada aura posee la propia serie completa de los siete chakras principales. Esta especial configuración tiene una trascendencia importantísima.

De hecho, la energía metabolizada por los chakras penetran con las propias informaciones directamente en las auras y, como consecuencia, llega hasta niveles de conciencia o conocimiento cada vez más profundos, a medida que se ven afectadas las auras más «espirituales» (quinta, sexta y séptima), y que el estrato del chakra en esa determinada aura se encuentra abierto y receptivo.

De ahí que acostumbremos a declarar la importancia de que los chakras se encuentren abiertos y activos en su totalidad.

La perfecta funcionalidad y correlación de los chakras es, de este modo, síntoma de perfecta salud, pero la total apertura de cada uno de los chakras es sinónimo de evolución, y la total apertura de todos ellos a todos los niveles significa alcanzar lo que los maestros orientales llaman «iluminación».

Existen numerosas técnicas para la apertura de los chakras, una operación que no debe tomarse a la ligera, entre estas el Reiki, que tiene la ventaja de ser una técnica suave que permite armonizar posibles desequilibrios energéticos (véase la pág. 79, «La armonización de los chakras»).

Cada chakra tiene a su cargo determinados órganos, y desempeña unas funciones específicas en el plano emotivo, psíquico y espiritual.

Existen afinidades entre los siete chakras principales. Son estas:

— el primero con el séptimo: la energía de base con la energía espiritual;
— el segundo con el sexto: la energía del sentir en el plano material con la energía del «sentir» en el plano extrasensorial;
— el tercero con el quinto: la energía de la mente operativa y del poder personal con la energía de la mente superior y de la comunicación;
— el cuarto, en la mitad: puente entre los tres chakras inferiores y los tres superiores, y forja alquímica de la transformación.

Cada chakra tiene un color relacionado con el del aura correspondiente, y que deriva de la frecuencia de vibración del mismo chakra.

A cada chakra se le otorga un mantra y un sonido, que corresponde a una nota musical. Los nombres de los chakras son de origen oriental, en cambio en Occidente nos referimos a ellos mediante números o bien tomando el nombre del centro o plexo físico afectado.

A algunos chakras también se les relaciona con un elemento natural, siguiendo las teorías de la medicina china tradicional; a otros, se les asignan también planetas y signos zodiacales. En la representación oriental, los chakras son vistos con un número variable de pétalos, como si se tratara de flores.

La interpretación occidental los ha transformado, con una visión más técnica, en torbellinos de energía: pequeños conos de energía giratoria.

PRIMER CHAKRA

Nombre	Muladhara (centro de la raíz), centro coccígeo.
Color	rojo.
Elemento	tierra.
Nota	*sol* (clave de bajo); otros indican el *do*.
Mantra	Hum.
Número de pétalos o torbellinos	4.
Colocación	en la base de la columna vertebral.
Órganos físicos afectados	glándulas suprarrenales, columna vertebral, riñones, vejiga, parte final del intestino.

Es el chakra de la base o de la raíz, por lo que está vinculado a nuestra existencia terrenal en el plano propiamente físico, así como al sentido del tacto.

Se relaciona con el nivel de la conciencia que nos permite sobrevivir en el mundo, es decir, con todo lo que es material, sólido y corpóreo, como también con nuestra energía física, incluso cuantitativamente, y con nuestros deseos de vivir en el mundo físico.

Cuanto más abierto, efectivo y vital sea este chakra, más elevada cuantitativamente será nuestra energía física; así, nos encontraremos bien «enraizados», y viviremos con determinación y constancia nuestras vidas.

Sin embargo, este es el chakra que se vincula a todos los miedos relacionados con la supervivencia: el alimento, el aire, el agua y, en nuestra sociedad actual, la falta de recursos económicos, la pérdida del trabajo, todo lo que es susceptible de amenazar nuestra existencia.

Es el chakra del inicio de nuestro crecimiento, al que no debemos dejar de explorar a fondo, aceptar e iluminar si queremos emprender, justamente, un camino de desarrollo y evolución espiritual.

SEGUNDO CHAKRA

Nombre	Svadhishthana (dulzura), centro púbico-plexo sacro.
Color	naranja.
Elemento	agua.
Nota	re.
Mantra	Svam.
Número de pétalos o torbellinos	6.
Colocación	a la altura del ombligo o de las vértebras sacras.
Órganos físicos afectados	gónadas, órganos reproductores, nervio ciático.

Es el chakra de la propagación de la especie y, por lo tanto, de la reproducción. Como consecuencia lógica, es la fuente de la energía y del placer sexuales.

Es, igualmente, el chakra que estimula la búsqueda creativa del placer material, por lo que rige el gusto por las cosas bellas, por el arte, por las emociones. Obviamente, las relaciones con los individuos del otro sexo también le incumben.

Es el chakra del movimiento, de la expansión y de la intuición emotiva.

En cambio, es la sede de todos los miedos, los fantasmas y las fantasías negativas vinculadas a la sexualidad y al comportamiento con el otro sexo. Estos temores pueden incluso hacernos rechazar la experimentación del placer material en sentido amplio y, por lo tanto, el goce pleno de la vida.

Es un chakra fundamental, cuya correcta actividad nos permite amar la vida y, por consiguiente, hacer que esta, en cierto sentido, sea más fácil y placentera (y no sólo con la otra mitad del cielo). Por el contrario, si funciona mal, puede transformarla en un pequeño, aunque efectivo, infierno personal que termina reflejándose en las personas con las que vivimos o nos relacionamos.

TERCER CHAKRA

Nombre	Manipura (gema brillante), plexo celíaco-diafragma.
Color	amarillo.
Elemento	fuego.
Nota	*mi.*
Mantra	Ram.
Número de pétalos o torbellinos	10.
Colocación	plexo celíaco-cúpula del diafragma.
Órganos físicos afectados	páncreas, hígado, vejiga de la hiel, bazo, estómago, duodeno, colon, intestino delgado.

Es el chakra de la mente racional, de la vitalidad, de la voluntad, de la acción, del poder y, en su aspecto posterior, de la autocuración.

Se trata de un chakra poderoso y solar que nos revela nuestro derecho a existir y nuestra ubicación en el universo; promueve asimismo la autoaceptación.

A través de su expresión totalmente armónica, nos encontramos en el mundo con la plenitud de nuestros atributos físicos y mentales, y nos movemos en el terreno material con desenvoltura y armonía, disfrutando plenamente de este.

Si el chakra es inarmónico, nuestro sentimiento de inferioridad puede ser alimentado, mientras que nuestras capacidades mentales reales, tales como la lógica y la razón, pueden disminuir, aumentando, como consecuencia, la confusión y el sentimiento de inseguridad.

Sin embargo, puede también suceder que aumente nuestro deseo de poder, de posesión y, por lo tanto, de abuso con respecto a nuestros semejantes, con el objetivo de obtener lo que nos interesa o de imponernos sobre los demás.

El tercer chakra es el que más se relaciona con nuestro ego que, no obstante, absorve igualmente mucha energía de los dos primeros.

Voluntad y poder representan para todos nosotros, en la sociedad actual, una de las claves del éxito, pero pueden significar, si se conciben sólo con un punto de vista egoísta de posesión y acaparamiento, la imposibilidad de acceder con plena conciencia al resto de los chakras y, por consiguiente, a una plenitud real de nuestro ser.

CUARTO CHAKRA

Nombre	Anahata (no plenamente afectado), plexo cardíaco-omóplatos.
Color	verde y color complementario rosa.
Elemento	aire.
Nota	*fa.*
Mantra	Iam.
Número de pétalos o torbellinos	12.
Colocación	en la región del corazón entre los dos pezones.
Órganos físicos afectados	timo, corazón, bronquios y aparato respiratorio, nervio vago.

Es el chakra que se halla en el medio, el puente, la forja alquímica que transforma y convierte en compatibles las energías de los tres primeros chakras, haciéndolas subir hacia arriba, y de los tres últimos, haciéndolas descender hacia abajo.

Es el chakra que nos permite amar por completo y sin condiciones. Cuando es receptivo y vital, nos relacionamos con todo y con todos, conscientes de la unidad general, de la que aceptamos tanto la belleza como los aspectos negativos, siendo capaces de dar amor sin necesidad de esperar nada a cambio.

En su visión posterior representa la voluntad de nuestro yo con relación al mundo exterior, unida a la voluntad divina. Cuando se halla receptivo y abierto nos concede una visión armónica de todo cuanto nos rodea, por lo que somos capaces de tener una actitud positiva por lo que respecta a nuestras acciones, y de considerar a los demás como una ayuda a lo que estamos llevando a cabo.

Es también el chakra a través del cual pasa toda la energía que deseamos regalar a los demás. Sólo si este chakra es abierto y vital podremos dar energía «curativa». Cuando se encuentra cerrado o falto de armonía, no somos aptos para amar, y pensamos que el prójimo, Dios o el destino son incompatibles con nosotros, que obstaculizan nuestra realización personal. Si es así, podemos llegar a desarrollar mecanismos violentos de respuesta y, en lugar de buscar la ayuda de los demás, nuestra máxima será «yo contra todos», dando paso instantáneamente a la energía inarmónica del tercer chakra.

Únicamente daremos un sentido pleno a nuestra existencia si entramos a conciencia en la energía del cuarto chakra, ofreciendo amor y compasión.

QUINTO CHAKRA

Nombre	Vishuddha (purificación), centro de la garganta cervical.
Color	azul.
Elemento	éter.
Nota	*sol.*
Mantra	Ham.
Número de pétalos o torbellinos	16.
Colocación	garganta-cervical.
Órganos físicos afectados	tiroides y paratiroides, garganta, amígdalas, laringe, cuerdas vocales, esófago, bronquios.

Es el chakra de la comunicación, del sonido y de la vibración, de la capacidad de recibir y asimilar, así como de la expresión de la propia personalidad en la sociedad y en el trabajo.

Se relaciona con los sentidos del gusto, el oído y el olfato.

Cuando el quinto chakra es abierto y efectivo, somos conscientes de la responsabilidad de nuestro desarrollo en todos los sentidos, desde la satisfacción de nuestras necesidades materiales a la de nuestros anhelos espirituales, por lo que comprendemos que nosotros somos los responsables directos de cuanto recibimos y asimilamos.

Sabemos cuál es nuestro papel en la sociedad y en el trabajo, y nos preocupamos por conseguir el máximo de satisfacción posible.

Si este chakra es inarmónico, aparece el temor a que lo que podamos recibir de nuestros semejantes sea negativo (y, en general, no nos auguramos nada positivo), y así, cerramos el camino a la posibilidad de recibir y de asimilar, y nos convertimos en seres potencialmente agresivos, adoptando una actitud instintiva de defensa propia.

En su aspecto posterior, la falta de armonía del chakra conlleva el miedo al fracaso en la vida social y laboral, la aparición del victimismo, de escondernos detrás del orgullo para poder soportar la carencia de éxito real o hipotético, así como el rechazo a relacionarnos con nuestro prójimo por miedo al rechazo. Vishuddha es el chakra de la «purificación» y de la comunicación, que es sonido y vibración.

Será la conciencia profunda de este chakra la que nos permitirá iniciarnos en el camino espiritual y, en consecuencia, ponernos en contacto con nuestra parte más honda partiendo justamente de la comunicación con nuestro yo superior.

SEXTO CHAKRA

Nombre	Ajna (conocimiento, percepción, mando), centro de la frente-nuca.
Color	añil-viola.
Elemento	luz.
Nota	*la.*
Mantra	Om.
Número de pétalos o torbellinos	96.
Colocación	en la frente, entre las cejas-nuca.
Órganos físicos afectados	glándulas hipófisis y pituitaria, parte inferior del cerebro, ojo izquierdo, orejas, nariz.

Es el chakra del aspecto mental superior, así como de la «visión superior», y se le denomina comúnmente «tercer ojo». Rige el sentido de la vista.

Está asociado, en su expresión anterior, a la facultad de visualizar y hacer comprensibles los conceptos intelectuales, mientras que en su expresión posterior se relaciona con la facultad de poner en práctica dichos conceptos.

Si Ajna es inarmónico, nos encontraremos con toda probabilidad en una situación confusa, en la que las ideas y los conceptos no tendrán una correspondencia con la realidad. Así, nuestra capacidad de llevar a la práctica las ideas desaparecerá o, lo que es peor, seguiremos ideas y conceptos equivocados, con consecuencias negativas para nosotros y nuestros semejantes.

Percepción, conocimiento y mando son las prerrogativas del sexto chakra. Este nos permite entrar en el mundo de lo «no material», de lo aparentemente invisible, mediante, precisamente, la *percepción extrasensorial*, para dotarnos de *conocimiento*, es decir, de una conciencia profunda de lo que nos rodea, no sólo de la materia, y permitirnos, en consecuencia, *gobernar* y guiar nuestra existencia.

SÉPTIMO CHAKRA

Nombre	Sahasrara (mil pétalos), centro de la cabeza.
Color	blanco y oro.
Elemento	pensamiento.
Nota	*si.*
Mantra	M.
Número de pétalos o torbellinos	1.000 (972).
Colocación	en la parte más alta de la cabeza, donde está la fontanela.
Órganos físicos afectados	glándulas epífisis, pituitaria y pineal, parte superior del cerebro, ojo derecho.

Es el chakra que nos relaciona con nuestra parte más espiritual, con nuestro ser completo y con la realidad cósmica.

Llegar a la apertura y a la plena conciencia de este chakra conduce a la perfección del ser, pero únicamente si se llega a esta por medio de la apertura y la conciencia del resto de los chakras, ¡sin olvidar ninguno!

La falta de armonía del séptimo chakra tiene como consecuencia la cerrazón y no comprensión de la parte espiritual, tanto propia como ajena y, por consiguiente, una visión decididamente materialista de la existencia.

El séptimo chakra es luz de conocimiento y conciencia, es visión global del universo, es nuestro camino de crecimiento que nos puede permitir alcanzar la serenidad espiritual de la completa conciencia universal.

El Reiki

Por el fruto reconozco el árbol.

Erasmo de Rotterdam

Apuntes históricos

El Reiki fue descubierto alrededor de la mitad del siglo xix por el doctor Mikao Usui, según algunos un monje cristiano profesor de una escuela católica en Kioto, Japón, mientras que otros sostienen que fue el rector de la Doshisha University, la universidad cristiana de Kioto.

En cualquier caso, dado que todo cuanto sabemos acerca de Mikao Usui se lo debemos a la gran maestra Hawayo Takata (1900-1980), nos ceñiremos, en líneas generales, a su narración.

Unos alumnos preguntaron un día a Mikao Usui la razón de que no hubiera referencia alguna a los métodos gracias a los cuales Jesucristo había realizado sus curaciones milagrosas y si él, Mikao Usui, era capaz de ofrecerles una demostración práctica.

Al no verse capaz de darles una respuesta, Usui decidió investigar. Se fue a Estados Unidos, donde obtuvo el doctorado en teología en la Universidad de Chicago. Sin embargo, al no hallar respuesta en las Sagradas Escrituras cristianas, continuó sus averiguaciones y consultó las antiguas escrituras chinas, y posteriormente se trasladó hasta el norte de la India y al Tíbet para estudiar los textos sagrados.

Desilusionado, aunque no vencido, regresó al Japón, a Kioto, donde, en algunos sutras, antiguos poemas sagrados budistas, halló finalmente la respuesta que buscaba: símbolos y fórmulas que se remontaban a más de 2.500 años.

Tenía en sus manos la llave, pero carecía de la parte práctica; además, quería sobre todo establecer un contacto más profundo con los símbolos para comprender mejor el valor de su contenido.

Decidió entonces vivir un período de meditación y ayuno en la montaña sagrada Kuriyama. Se llevó consigo los sutras, así como veintiuna piedrecitas para contar los días. Pasaron veinte días sin que nada extraordinario sucediera, hasta que el vigésimo primer día, poco antes del alba, repentinamente vio que una fuerte luz se le acercaba y lo golpeaba en la frente. Al principio, pensó que estaba a punto de morir, después vio una enorme cantidad de pequeñas esferas de todos los colores del arco iris, con predominio de los colores azul, lavanda y rosa. Al momento, apareció una luz blanca extraordinariamente potente en la que pudo ver letras sánscritas y símbolos de oro, y entonces dijo: «Sí, me acuerdo.»

En aquel momento nació el Reiki.

Volvió en sí cuando el sol ya estaba alto, sintiéndose, a pesar de los veintiún días de ayuno, poseedor de una nueva fuerza.

Cuentan que al bajar la montaña se hirió en un pie, y empezó a sangrar. Al poner Usui la mano sobre la herida, la sangre dejó de manar y el dolor desapareció. Esta se considera la primera curación en la tradición Reiki.

Hambriento, se detuvo en una posada, donde consumió una ración de comida verdaderamente abundante sin consecuencia alguna, a pesar del largo período de ayuno, y donde tuvo la ocasión de eliminar un fuerte dolor de muelas a la nieta del posadero con sólo ponerle las manos sobre la mejilla.

Una vez hubo regresado a su monasterio en Kioto, tras pocos días decidió dirigirse a una barriada. Allí permaneció durante siete años, curando, aconsejando y asistiendo a los marginados y desheredados. Por mucho que su obra tuviera resultados benéficos, Usui se dio cuenta de que todo seguía como antes, y cuando preguntó a quienes recobraban la salud por qué no se ponían a trabajar, recibió una respuesta que lo entristeció sobremanera y le hizo reflexionar: preferían continuar mendigando, ¡era más cómodo!

Fue entonces cuando Usui comprendió que había olvidado algo esencial: enseñar, junto con la curación de la enfermedad, la gratitud y el reconocimiento, y así, fijó algunas simples normas de vida:

No estés enfadado precisamente hoy, no te preocupes precisamente hoy. Honra a tus maestros, a los padres, a los ancianos. Gana tu pan honestamente. Sé agradecido con todo lo que vive.

Al abandonar el barrio de los pobres, regresó a la ciudad, donde encendió una gran antorcha, y a todo aquel que le preguntaba acerca de tal hecho, él le contestaba que buscaba hombres que quisieran ver la Luz mirando dentro de sí mismos.

Así empezó la última etapa de la vida de Mikao Usui, dedicada a la difusión y a la enseñanza del Reiki. Su cuerpo reposa en un templo Zen, en Tokio, y una lápida en la tumba narra la historia de su vida.

Uno de sus más estrechos colaboradores, el doctor Chijiro Hayashi, heredó sus enseñanzas, convirtiéndose en su sucesor y segundo gran maestro de Reiki.

Fue él quien fundó y dirigió la primera clínica privada de Reiki donde, para los casos más graves, los tratamientos se realizaban incluso por parte de varios practicantes de Reiki las veinticuatro horas del día. Los resultados fueron excelentes, y se recogió una amplia casuística que testimoniaba la eficacia del Reiki a todos los niveles.

En esta clínica también se impartían cursos de enseñanza de Reiki para principiantes. Quien había sido iniciado en el Reiki podía, por lo tanto, hacer un año de prácticas antes de acceder a un segundo nivel.

El doctor Hayashi murió en el 1941, y la clínica fue, desgraciadamente, destruida durante la segunda guerra mundial.

La tercera y última gran maestra de Reiki ha sido la señora Hawayo Takata, nacida en Hawai el año 1900, de padres japoneses y ciudadana estadounidense.

Viuda, con dos hijas pequeñas y gravemente enferma, la señora Takata acudió a la clínica del doctor Hayashi, donde fue curada con éxito. Entusiasmada por la eficacia del tratamiento, se convirtió en alumna de Hayashi y fue iniciada en el Reiki.

Después de un año regresó a Hawai, donde practicó durante años. En el año 1938, en el curso de una visita a la señora Takata, el doctor Hayashi le dio las pautas necesarias para llegar a ser maestra.

Tras muchos años de actividad y enseñanza, Hawayo Takata comenzó, a partir del 1970, a formar nuevos maestros Reiki, exactamente veintidós, y antes de morir fundó la American Reiki Association, cuyo objetivo era organizar y coordinar la actividad del Reiki, garantizando su continuidad y espíritu.

En los años sucesivos, y tras la desaparición de la señora Takata, su nieta, Phyllis Lei Furomoto, fundó una nueva asociación, la Reiki Alliance, orientada hacia unos planteamientos más espirituales y especialmente fiel a la tradición.

Otra asociación, fundada por la doctora Barbara Weber Ray, la AIRA (American International Reiki Inc.), ha elevado el número de los niveles tradicionales de aprendizaje de Reiki de tres a siete.

A lo largo de los años han surgido otras organizaciones que han aportado variaciones respecto al método original; no obstante, no ofrecen diferencias sustanciales.

Muchos maestros, especialmente en la última década, han optado por enseñar de forma independiente, y no pertenecen a ninguna asociación.

Con la cada vez mayor difusión del Reiki y la aparición de un creciente número de maestros y de asociaciones, al no existir coordinación alguna, se han dado, en algunos casos, algunos cambios e incongruencias en la enseñanza del método tradicional de Mikao Usui.

A pesar de todo, estamos convencidos de que la gran difusión del Reiki contribuye a una mayor curación de las personas, proporcionándoles luz, amor, comprensión y una manera diferente de relacionarse y de ser.

Si decidís seguir un curso de primer nivel de Reiki debéis escoger un maestro. Puesto que la decisión es necesariamente subjetiva, os aconsejo que os citéis con él, lo conozcáis, habléis con él y, tras escuchar a vuestro corazón, toméis una determinación.

Qué es el Reiki

El Reiki es un método simple y al alcance de cualquiera que nos permite tener a nuestra disposición energía para nosotros mismos y para los demás.

La palabra japonesa Reiki está compuesta por dos sílabas, «Rei» y «ki», que significan respectivamente «energía universal» y «fuerza vital».

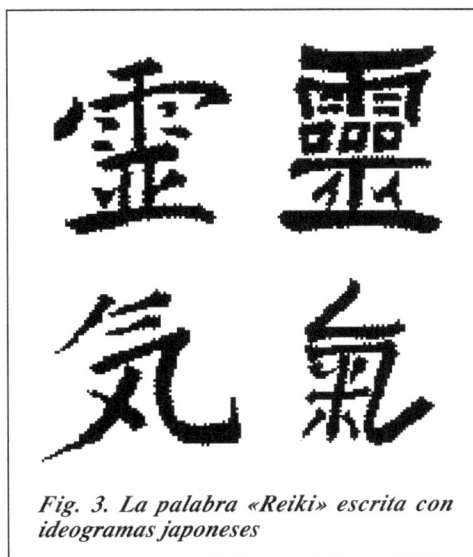

Fig. 3. La palabra «Reiki» escrita con ideogramas japoneses

Por lo tanto, Reiki significa **energía vital universal**.

En el mundo, desde la antigüedad, se han buscado y encontrado métodos para tener a disposición energía susceptible de ser utilizada tanto para la curación de las enfermedades como para otros fines. Los métodos descubiertos son numerosos, pero en todos ellos es necesaria una gran concentración para atraer la energía, y se actúa siempre en primera persona, utilizando nuestra voluntad y nuestro «poder», a menudo por medio de complicados rituales. Nos convertimos, en definitiva, en **protagonistas**.

Con el Reiki, en cambio, somos simplemente observadores, dado que no hay nada que hacer, no hay nada que «estimular», no hay casi nada que debamos aportar de nuestra parte. De hecho, una vez que nuestro canal energético haya sido abierto al Reiki y activado, la energía vital universal fluirá sin ningún tipo de límites y durante toda nuestra vida. Basta un simple gesto de las manos y la energía Reiki empieza a fluir sin necesidad de hacer nada más, sin que tenga que intervenir nuestra voluntad o nuestra energía.

Por consiguiente, con el Reiki nos convertimos, simplemente, en canales a través de los cuales la **energía vital universal** discurre de manera espontánea y en cantidad ilimitada. Reiki es la energía que mueve el universo, es la energía que constituye nuestra esencia, y todo acto de creación y de vida es un acto de amor, por lo que Reiki es energía de amor universal sin condiciones.

La acción del Reiki

Como hemos visto, la energía Reiki puede ser definida como una *energía sutil* que, como tal, interactúa con los campos energéticos (aura, chakra y cuerpos sutiles), a través de los cuales pasa al cuerpo físico.

Así, el Reiki no actúa directamente en el terreno físico, sino que ejerce su acción en el campo energético.

Interviniendo en el aura, en los chakras y en los cuerpos sutiles, actúa sobre los bloques energéticos presentes precisamente en el aura, que son, como ya hemos dicho, la causa primera y también el resultado de la enfermedad y de todos los estados de desazón psicofísica que sufrimos.

Su acción nos pone en contacto con todo nuestro ser, espiritual, mental, emocional y físico, y estimula y promueve su curación natural, que representa evolución y crecimiento.

De hecho, no podemos pensar en una curación integral si curamos o intervenimos sólo una de las partes que nos componen. El Reiki, por lo tanto, al llevar a cabo su acción sobre el aura, donde se halla representado todo el ser, ejerce su cometido simultáneamente en todas nuestras facetas de seres completos, y nos ofrece la oportunidad de curarnos de forma natural.

Por consiguiente, al actuar la energía Reiki también en el terreno físico, nosotros podemos sentirla gracias a nuestros sentidos, por ejemplo en forma de calor, frío intenso o débil vibración.

Las sensaciones y los resultados más evidentes e inmediatos en el plano físico son, para el receptor de Reiki, una profunda sensación de relajación y de bienestar y, en el caso de presencia de dolor, a menudo su disminución casi instantánea.

Son tantos los casos en que dichos resultados han sido constatados, que casi no existe la necesidad de ulteriores confirmaciones. Os aconsejamos que experimentéis una terapia Reiki; así, gracias a vuestra experiencia personal, podréis juzgar sus efectos y sensaciones que, a pesar de resultar subjetivos, os permitirán formaros una opinión precisa: la vuestra, derivada de la experiencia personal e independiente de cuanto dicen los demás.

El Reiki: instrumento de crecimiento

El corazón tiene razones que la razón no conoce.

BLAISE PASCAL

Reiki es, principalmente, un instrumento de crecimiento, de evolución y de profundo cambio.

Su energía, al ser **Energía de Amor Universal Sin Condiciones**, ejerce su acción en el corazón y nos estimula e invita a trasladarnos del tercer chakra (poder) al cuarto chakra (amor).

Tanto si nos convertimos en canales Reiki como si lo recibimos a lo largo de una serie de terapias (de manera sustancial en el primer caso y en menor cantidad en el segundo), nuestra energía sufre variaciones y su vibración y frecuencia aumentan.

Vibrando a niveles más altos, nos desplazamos energéticamente, elevándonos de lo material hacia lo espiritual y pasando, por lo tanto, de una gestión material del poder al espacio del corazón, donde no existe poder, sólo el poder del amor.

Esto nos permite crecer y acceder a una visión distinta de la existencia, tanto material como espiritual, elevar nuestra conciencia, y contemplar desde un punto de vista nuevo a nuestros semejantes, a nosotros mismos, al planeta en que vivimos y a todo el universo. Y así, se nos abre la posibilidad de actuar desde el corazón, donde sólo existe amor y donde todo cuanto pensamos y nos proponemos asume un cariz distinto, más libre, más inocente, más real y más afín al objetivo de nuestra presencia, y de la presencia del prójimo, sobre el planeta.

Esto no va en detrimento de nuestra vida cotidiana, de la lucha por la supervivencia, del trabajo y de las relaciones con los demás. Por el contrario, nos permite poseer una visión distinta de nuestros problemas y de los de los demás, más abierta, menos cerrada en nosotros mismos y, por lo tanto, actuar con mayor desenvoltura y facilidad, en una palabra, con más amor.

Cómo lograr el Reiki

Tampoco seáis demasiado dóciles,
pero dejad que vuestro juicio os sea maestro;
haced que la acción concuerde con la palabra, la palabra con la acción,
con esta pequeña advertencia:
no debéis transgredir los límites de la moderación de la naturaleza...

WILLIAM SHAKESPEARE

Llegar a ser canal Reiki

¡Todos podemos convertirnos en canal Reiki!

No existe límite de edad ni condición alguna que deba ser respetada: ¡el Reiki se encuentra al alcance de todos, verdaderamente de todos!

Se puede decir, en todo caso, que se aconseja especialmente a los niños, a los enfermos, a los ancianos y a quienes sufren minusvalías de cualquier tipo.

Llegar a ser canal Reiki es sencillo: escoged un maestro Reiki que practique el sistema tradicional del doctor Mikao Usui y pedidle que os deje participar en un curso de primer nivel que él imparta: durante este recibiréis la iniciación y os convertiréis en canal Reiki. A partir de ese momento se abrirá dentro de vosotros una puerta que, una vez traspasada, os introducirá en un mundo completamente nuevo.

Todos nosotros, en un momento determinado de nuestra existencia, hemos tenido que enfrentarnos al sufrimiento, tanto propio como ajeno, y no sólo material, sino también emocional, psíquico y, en ocasiones, espiritual. Habríamos deseado eliminar el sufrimiento, habríamos querido, como mínimo, tener el poder de mitigar el dolor, de ayudar y proporcionar alivio a quien cerca de nosotros estaba padeciendo y, en cambio, nos hemos sentido completamente impotentes.

Cuántos de nosotros habremos pensado: «Si pudiera disponer de algo que fuera capaz de ayudar, de aliviar...»

¡La puerta que se ha abierto es «esa puerta»!, ya que nos hemos convertido en canal Reiki, ya que la energía Reiki discurre espontáneamente y en cantidad ilimitada, ya que somos capaces de proporcionar ayuda a quien padece.

El momento que se vive inmediatamente después de la iniciación, cuando nos damos cuenta de que con un simple gesto de las manos la energía Reiki empieza efectivamente a discurrir **también para nosotros**, es fantástico.

En aquel instante se abre ante nosotros un mundo nuevo, distinto, y que no creíamos que pudiera existir, un mundo hecho de amor y de profunda belleza, donde, siendo conscientes de los límites humanos, podemos tocar con la mano la energía universal. Quizá nos sintamos invadidos por un sentimiento de poder, ya que nos damos cuenta de que, activando el Reiki y colocando las manos sobre la persona que sufre, proporcionamos una mejoría efectiva y tangible. Nos sentimos grandes, mejor dicho, más que grandes: ¡nos sentimos **capaces de curar**!

Debemos evitar caer en la trampa del **poder**, en la trampa de nuestro ego, que se encuentra siempre al acecho, dado que en este caso nos arriesgaríamos a bloquear nuestra evolución espiritual y a no conseguir llegar al chakra del corazón, permaneciendo, en consecuencia, en el plano material.

... el papel del terapeuta es muy delicado y complejo. En primer lugar, el terapeuta sufre los mismos problemas que intenta curar en los demás. Él es sólo un técnico; puede, no obstante, intentar fingir, engañándose a sí mismo, que es un maestro, y aquí radica el mayor peligro. Basta un mínimo de comprensión para que las cosas sean distintas. Ante todo, no debemos pensar que estamos ayudando a los demás, porque esto te empuja a creer que eres un salvador, un maestro, y aparece de nuevo el ego, a traición. Eres importante, eres el centro del grupo, todos te miran. No pienses que constituyes una ayuda. En lugar de la palabra «ayuda», utiliza la palabra «participación». Comparte tus intuiciones, sean las que sean...

... el terapeuta sabe sólo un poco más. Reconoce que tus conocimientos han sido tomados en préstamo. No olvides, ni siquiera por un instante, que todo lo que sabes no es todavía tu experiencia...

OSHO

Reiki es energía de amor que pasa a través de nuestro corazón, y nosotros, cuando nos convertimos en canal Reiki, somos únicamente el medio a través del cual fluye la energía de amor universal sin condiciones

Cuando llegamos a ser canal Reiki, en nosotros no puede haber rastro de poder, sólo amor y disponibilidad, sólo nuestro «no estar».

Los tres niveles

El doctor Mikao Usui enseñó tres niveles o grados de Reiki.

Con el **primer nivel** se activa, por parte del maestro Reiki, el canal energético a través del cual la energía empieza a discurrir, y se enseñan las posiciones de las manos, tanto sobre nosotros como sobre los demás, para conducir la energía lo más cerca posible de los puntos útiles.

El primer nivel es completo en sí mismo y, como ya hemos dicho anteriormente, el Reiki fluirá espontáneamente durante toda la vida, y el canal permanecerá siempre abierto.

Con el primer nivel tenemos a nuestra completa disposición la energía Reiki y, dado que las experiencias susceptibles de llevarse a cabo pueden resultar para todos realmente elevadas e incluso, para algunos, profundas, es posible que no sintamos el deseo de llegar más allá.

Al primer nivel se le llama también «físico», ya que la transmisión de la energía Reiki se produce por contacto, a través de las manos de quien da y del cuerpo de quien recibe, si bien, como hemos visto en el apartado «La acción del Reiki», la energía se vierte sobre el cuerpo energético, de donde se transmite instantáneamente al cuerpo físico.

Se llega al **segundo nivel** porque se siente su necesidad y se oye su reclamo, tras haber experimentado y utilizado el primer nivel durante cierto tiempo (en general de un mínimo de tres meses a un año o más).

Por lo general, todos estamos acostumbrados a pensar en términos lógicos y a actuar en consecuencia, de ahí que el razonamiento, en este caso, pudiera ser el siguiente: «Existen tres niveles de Reiki, por lo tanto debo programar su adquisición y elaborar un plan, fijando, ya a partir de ahora mismo, los plazos.»

En la inmensa mayoría de los casos, a pesar de todos nuestros proyectos lógicos, ninguno de estos se cumplen.

Lo que ocurre es que con el primer nivel entramos en contacto con la energía universal y, aunque en ocasiones no nos percatemos, nos trasladamos al terreno del «sentir» (como comúnmente se llama a las *sensaciones*). Por encima de todo, entramos profundamente en el chakra del corazón. Nuestra manera de pensar, acerca de ciertas cosas y en determinadas situaciones, sufre un cambio: «sentimos» que debemos o no debemos hacer algunas cosas, más allá de la lógica de nuestra mente.

Esto es lo que normalmente sucede cuando decidimos llegar al segundo nivel de Reiki. Nos despertamos una mañana con una urgencia difícil de definir, sentimos la necesidad de hacer algo, sin saber qué, y después, sin previo aviso, ¡todo se nos muestra claramente! Buscamos al maestro Reiki y le pedimos el segundo nivel.

Cuando, más tarde, examinamos las motivaciones profundas de dicha determinación, descubrimos que se trata de una demanda de mayor crecimiento, de mayor conocimiento, de plenitud, de hallar-

nos cada vez más presentes en la energía. En efecto, si con el primer nivel nos ponemos en contacto con la energía, con el segundo nivel **nos encontramos en la energía**.

El segundo nivel ofrece la posibilidad de efectuar tratamientos Reiki a distancia, así como de ponernos en contacto con nuestra parte mental superior o de la persona que se está tratando. Por este motivo se le denomina también nivel «mental».

El **tercer nivel** es el de maestro Reiki. A este nivel llegan con la perfección necesaria sólo quienes, introducidos en la energía, sienten que su misión, su servicio, consiste en dedicarse a la enseñanza y a la difusión del Reiki. Se le llama igualmente nivel «espiritual».

El curso

Tanto el curso de primer nivel como el de segundo nivel duran, por lo general, dos días, en el transcurso de los cuales además de la iniciación se enseña, en el primer nivel, las posiciones de las manos, y en el segundo, los símbolos.

Los conocimientos que se asimilan son verdaderamente pocos y simples, por lo que no es necesario poseer una instrucción o conocimientos especiales para aprender a aplicar el Reiki: este se encuentra al alcance de todos.

El curso es un momento muy especial y hermoso, sobre todo si implica un proceso de meditación, cuyo objetivo es relacionarnos con nuestro lado más íntimo, aquel que en el alboroto y frenesí de la vida cotidiana permanece oculto y silencioso incluso para nosotros mismos.

Este contacto nos enriquece, nos prepara para la comunicación con la energía universal, y nos permite conocer sensaciones y espacios que generalmente ni siquiera sospechamos que puedan existir. Al finalizar el curso el maestro extiende un certificado del nivel recibido.

Se trata de una regla no escrita, pero a la que se atiene la mayor parte de los maestros de Reiki: quien haya asistido a un determinado nivel puede aprenderlo gratuitamente también con otros maestros. Algunos piden una pequeña contribución para sufragar los gastos.

La meditación

Qué es la meditación

La meditación no es nada nuevo; se nace con ella. La mente es algo nuevo, la meditación es tu propia naturaleza. Es tu naturaleza, tu ser. ¿Cómo es posible que se diga que se trata de algo difícil?

OSHO

Todos nosotros, al menos una vez a lo largo de nuestra vida, nos hemos preguntado: «¿Qué es la meditación? ¿Qué significa realmente? ¿Cómo se lleva a cabo? ¿Resulta difícil? ¿Yo también seré capaz? ¿Tendrá efectos beneficiosos, como dicen algunos, o será peligrosa? ¿Dónde se aprende? ¿Es mejor la occidental que la oriental?»
Evidentemente, no pretendemos poder responder a todas las preguntas en este capítulo, pero intentaremos establecer algunos puntos con claridad y, sobre todo, alejar el fantasma de los «se dice» y de las opiniones de quienes nunca la han experimentado.

Pero la meditación, ¿no es una evasión de la economía, de la vida social, del mundo? No. No lo creo. El recién nacido se siente atraído por el pecho de la madre. El adolescente está fascinado por la sexualidad. El dinero y la posesión material hechizan a los adultos. Y al final, llegan los honores. Sin embargo, el ser humano descubre que todo esto no le proporciona la felicidad a la que aspira, y busca la espiritualidad. No se trata de evasión, sino de una prueba de realismo, de evolución. Sólo el ser humano puede acceder al mundo del espíritu. Yo nunca he negado la importancia del trabajo y de la vida cotidiana. Todo hombre debe ganarse su pan. «Aquí y ahora»: es importante. La meditación tiene que ser la base de la vida cotidiana, y a través de la meditación, toda nuestra vida se convierte en zen, se convierte en vida espiritual. Pero, ¿qué es la vida espiritual? Es conocerse a sí mismo. Todos los grandes hombres lo han dicho, todos han comprendido esta verdad: «Yo soy la nada absoluta.» Únicamente si comprendemos que el «yo» es interdependencia, que es el resultado de

las influencias de nuestro ambiente, que en todo esto no hay lugar para el «ego», que toda nuestra vida carece de «nóumeno», sólo así podremos abrirnos a las dimensiones del cosmos, sólo así podremos acoger su energía y podremos crear.
Abrid las manos y lo recibiréis todo, incluso los bienes materiales.
No tengáis miedo: se trata de la iluminación, se trata del «Satori».

Taisen Deshimaru

Quien escribe esto medita regularmente y, en los límites de sus posibilidades, está intentando que su vida sea una meditación.
Empecemos por el principio. Meditar, en el significado común y popular, significa pensar en algo concreto, y pensar sólo en ello con el fin de comprender su significado en profundidad.
En el mundo occidental meditar significa concentrarse en un pensamiento, en una palabra, en un estado de ánimo y descartar taxativamente cualquier otra reflexión, con el objetivo de llegar a un estado alterado de la conciencia y tener la mente en blanco.
En resumidas cuentas, es necesario **esforzarse**, para conseguir un estado de ausencia de pensamiento por medio de, precisamente, la **acción**.
En cambio, en la tradición oriental, meditar significa no hacer nada, ni siquiera esforzarse en **no hacer nada**, para llegar a un estado de perfecta paz interior en que la mente «ya no está».
Se trata, por lo tanto, de dos escuelas distintas que, al menos por lo que se refiere a las intenciones, apuntan hacia un único fin: alcanzar el estado meditativo.
Por consiguiente, la meditación es, entre otras cosas, un estado especial en que la mente se encuentra ausente, silenciosa,

una situación en que se experimenta una indescriptible sensación de paz y felicidad tan profunda que es imposible olvidar en lo sucesivo, un estado que, por lo tanto, impulsa a buscar esta paz y felicidad constantemente.
La meditación es todo esto, ¡y aún más! Gracias a ella podemos hacer que todo nuestro ser se encuentre en armonía con el universo, podemos establecer contacto con nuestro centro y ser, si bien sólo durante poco tiempo, pura vibración.
Estos resultados pueden obtenerse a través de numerosas técnicas, algunas de ellas surgidas en Occidente, otras en Oriente y en distintos pueblos de la Tierra.

… la primera norma es un cuerpo relajado. Los ojos deben estar cerrados, porque si los mantienes abiertos verás una infinidad de cosas moviéndose a tu alrededor que pueden molestarte…
… de todo el contacto hacia el exterior, el ochenta por ciento se produce a través de los ojos; por consiguiente, cierra los ojos…
… ahora, limítate a observar la mente, como si se tratara de un circular de pensamientos en la hora punta, o de una película, o bien de un espectáculo televisivo: tú no eres más que un observador neutral.
Esta es la disciplina, y si esta se lleva a cabo observar se convierte en algo extraordinariamente fácil: la observación es meditación.
Gracias a la observación, la mente y los pensamientos desaparecen. Es el momento de máximo éxtasis, cuando te encuentras completamente alerta, sin que exista en ti un solo pensamiento… únicamente el cielo silencioso de tu ser interior…
… tu pregunta no hallará una respuesta hasta que emprendas este camino; hasta

entonces, volverás a preguntarte: «¿Qué es la meditación?» Mi simple explicación no basta: debes recorrer ese camino...

Hymie y Becky Goldberg suben por vez primera a un avión. Hymie juega un ratito con su asiento reclinable, mira cómo las guapas azafatas caminan por el pasillo... al final, echa una ojeada por la ventanilla y lanza una exclamación: «Becky, mira a esas personas allí abajo... parecen hormigas.»
Becky se inclina, echa una mirada y murmura: «Son hormigas, tonto, todavía no hemos despegado.»
Hymie Goldberg se encontraba tan absorto en los movimientos de las atractivas azafatas por el pasillo, que ni siquiera se había dado cuenta de que el aparato se encontraba aún en tierra. ¡Todavía no se había movido! Por eso al ver las hormigas piensa que se trata de personas contempladas desde quién sabe qué altura. ¡De ahí que debáis meditar con los ojos cerrados!

Osho

En realidad, lo que se suele llamar meditación es una técnica que os puede permitir alcanzar un estado meditativo muy personal; no se trata de un estado colectivo, no es estándar e igual para todos, al contrario, es algo que cada uno de nosotros puede conseguir o, mejor dicho, es algo que le puede ocurrir a cada uno de una manera absolutamente personal y única.

Meditación es, por ejemplo, ¡cuando tú eres Tú! Es decir, cuando uno se pone en contacto con su centro y siente que es verdaderamente uno mismo y, a la vez, que forma parte del universo, por lo que, en consecuencia, deja de identificarse con su propia mente.

En cualquier caso, dado que resulta muy difícil describir lo que ocurre durante la meditación y que lo que sucede es estrictamente personal, os invito, simplemente, a experimentarla. Aunque hagáis sólo una prueba, ya no sentiréis la necesidad de creer lo que os diga alguien, habréis experimentado personalmente, habréis adquirido directamente conciencia de ello.

La meditación supone una serie de cosas esenciales, cualquiera que sea el método empleado; se trata de cosas comunes a todos ellos.
La primera es un estado de ánimo relajado: no luches con la mente, no controles la mente, no te concentres.
La segunda: limítate a observar con una conciencia relajada sea lo que sea cuanto ocurra, sin interferir. Observa la mente, en silencio, sin juicio alguno, sin críticas.
Estos son los tres puntos: relajación, observación, ausencia de juicio, y lentamente se apoderará de ti un profundo silencio. Dentro de ti se detendrá todo movimiento. Existirás sin tan siquiera la sensación de «existir», serás simple espacio puro.

Osho

Qué debemos esperar de la meditación

En el punto precedente nos hemos referido a algunos posibles resultados de la meditación. Ahora nos ocuparemos brevemente de las técnicas de meditación y de dónde las podemos practicar.

Existen numerosas técnicas: dinámica mental, meditación trascendental, técnicas sufíes, budistas, hinduistas, las propias de algunas tribus de los indios de América...

Personalmente, nosotros practicamos las técnicas creadas por Osho. Estas son de distinta procedencia (en general oriental), o bien absolutamente originales, y, en cualquier caso, estudiadas especialmente para nosotros los occidentales.

La mayoría dura una hora, y muchas de ellas incluyen partes en que se mueve el cuerpo. He aquí algunos nombres: kundalini, dinámica (que no debe confundirse con la dinámica mental), nadabrahma, nataraj, etc.

Recientemente se han llevado a cabo experiencias relativas a la meditación dinámica con resultados más que óptimos.

Casi todas las técnicas de meditación estudiadas por Osho responden al método oriental del «no hacer», si bien a un profano le podría parecer lo contrario, ya que suelen contener facetas de movimiento o en que se realiza algo (por ejemplo, se emite durante cierto tiempo un sonido con la boca cerrada). En realidad, por lo menos dos tercios del tiempo son preparatorios, y sólo la parte final (que acostumbra a ser de quince minutos) es el momento de veras (estático) en que la meditación puede llegar, es el momento real del «no hacer».

Lo cierto es —y os invito, simplemente, a experimentarlo— que cuando nos disponemos a «meditar», invirtiendo aunque sea alguna hora al mes de nuestro tiempo, algo, en ocasiones muy evidente y en ocasiones muy sutil, empieza a cambiar.

Seguramente nos sentimos más tranquilos, más conscientes, dormimos mejor y nos cansamos menos, por citar algunos de los efectos más evidentes y, por otra parte, si bien a veces no nos percatamos de ello al instante, nuestros cuerpos energéticos (auras) empiezan a vibrar de una manera distinta, más armónica y cercana a un estado natural de bienestar.

El fruto de todo esto puede ser una aceleración del crecimiento espiritual (cada uno de nosotros tiene uno distinto, con los tiempos que le son propios) y un modo de relacionarse con nuestros semejantes distinto y más fácil.

Sin duda habréis tenido alguna vez la sensación, al salir de casa para ir a trabajar o de compras, de ser invisibles, o casi: parece que la gente no repare en vosotros, os irrita, debéis llamar la atención de los demás por lo menos dos o tres veces antes de que os hagan caso, o bien os veis extrañamente obligados a repetir las cosas porque parece que no os comprendan.

Puede ocurrir exactamente lo contrario: todos os ven, todos os saludan (incluidos aquellos de cuyo saludo prescindiríais de buen grado), todos se dan cuenta de vuestra presencia; de repente, sois extremadamente visibles y todos os entienden a la perfección, incluso en casos límite anticipan lo que estabais a punto de decir, vuestros deseos, vuestros requerimientos.

Pues bien, este es el «efecto aura».

Es decir, obtenéis esto a cambio de lo que vuestro campo energético emite en aquel momento.

Si os encontráis enfadados, tristes, aburridos etc., es más fácil que «no os vean». Si, por el contrario, estáis alegres, felices y en paz con vosotros mismos y con el mundo, sois más susceptibles de «ser vistos por todos».

Intentad meditar y prestad atención al antes y al después. ¡Podéis realizar experiencias realmente interesantes!

En todas las ciudades grandes y medianas existen centros o asociaciones donde es posible ir a meditar y, por lo general, la oferta es variada: desde los centros budistas a los centros de yoga y a los centros sufíes, de los Osho Meditation Center a asociaciones culturales, etc.

Sin embargo, es importante que la técnica de meditación que probéis os divierta y os guste, porque meditar debe ser para vosotros sinónimo de alegría, nunca de cansancio o aburrimiento. Descartad todo cuanto os suponga una obligación y aburrimiento y… divertiros.

La meditación es una aventura, la mayor aventura que pueda emprender la mente humana. Meditación es simple existir, sin hacer nada: sin acción, sin pensamiento, sin emoción. Simplemente eres y vibras de pura alegría. ¿De dónde procede esta alegría, dado que no estás haciendo nada? No tiene ningún origen o bien se desvincula de todo. No tiene causa, por cuanto la existencia se compone de una sustancia llamada júbilo.

OSHO

Meditación y Reiki

El Reiki puede ser un acto de profunda meditación, algo distinto, de una calidad y de una belleza absolutamente especiales. De nosotros depende que no sea sólo un acto material.

Antes de activar el Reiki intentemos meditar.

Si no disponemos de mucho tiempo, bastará con sentarnos cómodamente, con la espalda recta y, si es posible (aunque no es obligatorio), en la posición del loto (con las piernas cruzadas).

Es preferible encontrar una posición cómoda y no moverse de ahí, a adoptar la «posición del meditador» y sentirse a disgusto o, lo que es peor, a cambiar constantemente de postura.

Cerremos los ojos y escuchemos simplemente nuestra respiración, inspirando y espirando con naturalidad.

Permanezcamos así durante, al menos, diez-quince minutos y si algo nos molesta, prestémosle atención (manteniendo los ojos cerrados), considerándolo una nube que pasa por el cielo, a continuación dirijamos de nuevo la atención hacia nuestra respiración.

Esto nos permitirá alejar la agitación del **tener que hacer** (que, por otro lado, nos persigue sin tregua) y calmará, por consiguiente, la mente, permitiendo que nos pongamos en contacto con nuestro centro o, cuando menos, que estemos más relajados y tranquilos.

Antes de regresar al espacio cotidiano que nos convierte en personas «en alerta constante», conviene realizar dos o tres respiraciones profundas, inspirando por la nariz y espirando ruidosamente por la boca.

Esta sencilla práctica nos permitirá encontrarnos inmediatamente presentes frente a nosotros mismos, sin necesidad de ponernos de nuevo en relación con el espacio cotidiano.

Es ahora cuando debemos activar el Reiki. La diferencia cualitativa será muy relevante dado que, gracias al grado meditativo al que hemos llegado, nos encontraremos más cercanos y en contacto más estrecho con el universo y, por lo tanto, con la energía de amor universal sin condiciones. En resumidas cuentas, más cercanos y en contacto más estrecho con el propio Reiki. Cuando el Reiki se convierte en meditación, cuando no «hacemos» sino, simplemente, muy simplemente, «somos», llegamos a ser únicamente canales. Es entonces cuando sucede algo especial, realmente especial.

El cielo se une a la Tierra a través de nosotros y la energía Reiki llega poderosa y llena de luz.

Primer nivel: los tratamientos

… pero esas ocultas manos
que me embadurnan me regalan
la rara felicidad…

GIUSEPPE UNGARETTI

El autotratamiento

El primer gran privilegio de ser canales Reiki es, en efecto, la capacidad de poder darnos a nosotros mismos la energía Reiki. Nuestro camino de desarrollo hacia el conocimiento, siempre fatigoso pero fantástico, para descubrir quién somos, qué hacemos sobre el planeta, cuál es el objetivo de nuestra existencia, tan breve, tan larga, tan intensa y, en ocasiones, tan sufrida, siempre nos ha impulsado a buscar, aunque a veces sin saberlo, algo que nos pueda resultar de utilidad para facilitar nuestra tarea y —¿por qué no?— para ayudarnos a sentirnos mejor, incluso físicamente.

Con el Reiki, y desde el primer nivel, nosotros podemos, en cualquier momento y cuantas veces queramos, proporcionarnos energía de amor universal sin condiciones a nosotros mismos.

Hemos podido comprobar, tanto por experiencia personal como por haber tenido la ocasión de compartir la experiencia de muchos otros, que llevar a cabo el autotratamiento sistemáticamente dos veces al día, por la mañana, antes de empezar la jornada, y por la noche, antes de acostarnos, es particularmente eficaz; surte un efecto de acumulación que permite obtener resultados mayores de los que podrían obtenerse con una aplicación no sistemática.

Sin embargo el autotratamiento, como todo lo que hace referencia al Reiki y a la energía en general, no puede convertirse en una imposición. Así, no se debe concebir el autotratamiento como algo que **tiene** que hacerse, como una «práctica» obligatoria, «*… si así se considerara, quién sabe qué nos ocurriría*».

Es únicamente (¡y nos quedamos cortos!) una oportunidad que nos hemos dado en el momento en que hemos decidido ser canales Reiki.

Somos nosotros quienes debemos decidir si queremos utilizar para nosotros mismos, para nuestro crecimiento y curación natural, esta oportunidad, este gran privilegio.

Cada uno de nosotros, por lo tanto, encontrará un ritmo que le será propio, o una ausencia de ritmo, cuando lleve a cabo el autotratamiento. Con completa serenidad y según el momento que esté viviendo.

LAS POSICIONES

El autotratamiento es muy simple, ya que las posiciones de las manos siguen las posiciones de los siete chakras.

Tras haber activado el Reiki con la «compensación del corazón» —es decir, apoyando la palma de las manos sobre la zona del corazón (fig. 4)— y haber abierto las manos, una cada vez, con las palmas dirigidas hacia delante (fig. 5):

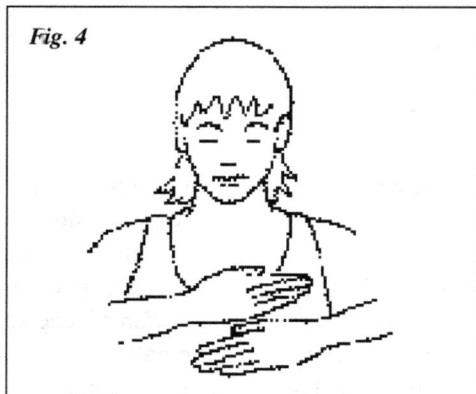

Fig. 4

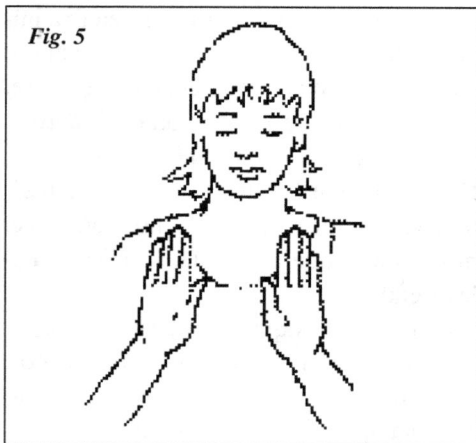

Fig. 5

— coloquemos las manos, **siempre una tras de otra**, sobre la parte superior de la cabeza, en correspondencia con el séptimo chakra (fig. 6);

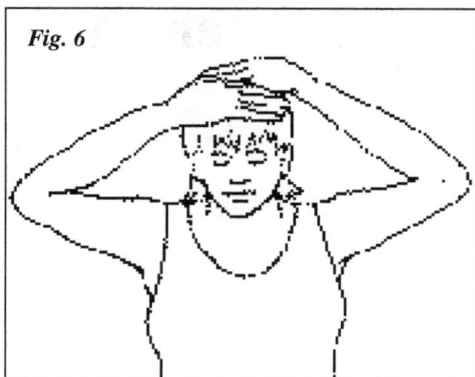

Fig. 6

— a continuación sobre los ojos, cubriendo también la frente, en correspondencia con el sexto chakra (fig. 7);

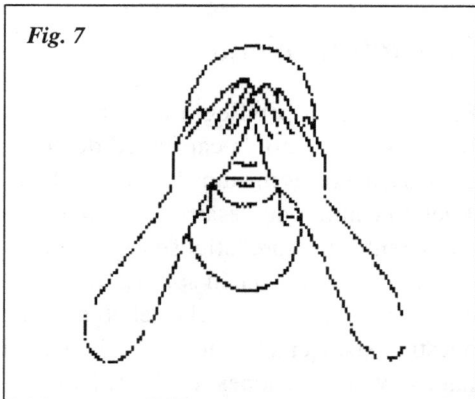

Fig. 7

— luego sobre la garganta, en correspondencia con el quinto chakra (fig. 8);
— después sobre el corazón, en corres-

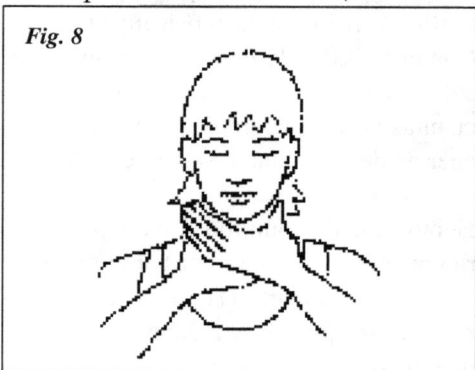

Fig. 8

pondencia con el cuarto chakra (fig. 9);

— a continuación sobre la boca del estó-

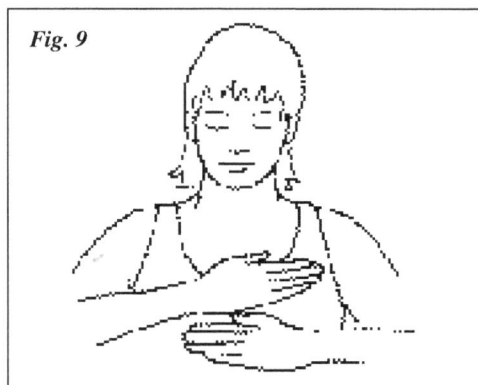
Fig. 9

mago, en correspondencia con el tercer chakra (fig. 10);

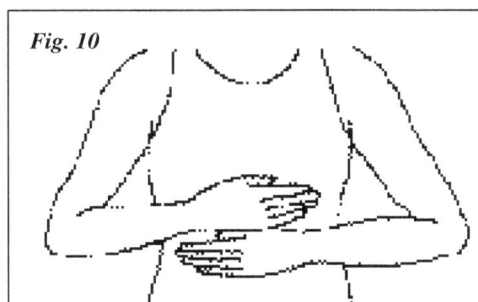
Fig. 10

— ahora sobre el ombligo, en correspondencia con el segundo chakra (fig. 11);

— y, finalmente, sobre la ingle, en corres-

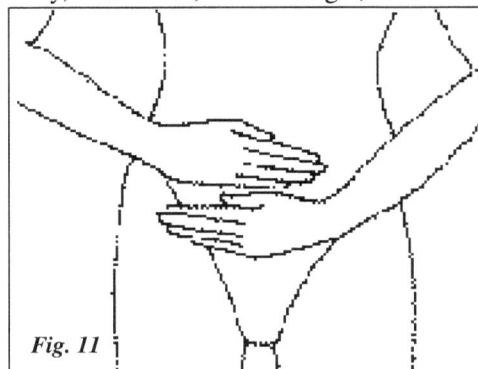
Fig. 11

pondencia con el primer chakra (fig. 12);

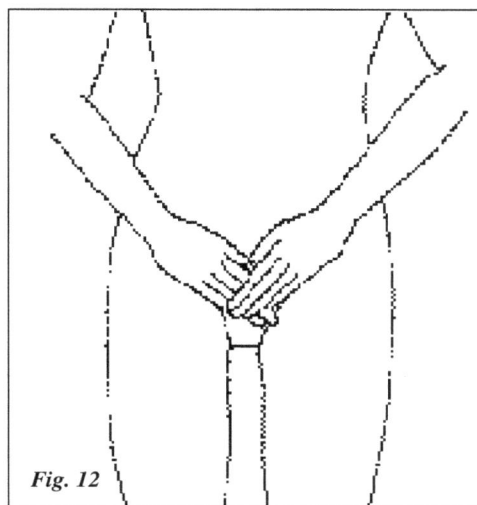
Fig. 12

Para terminar, no nos olvidemos de «apartar» el Reiki frotándonos las manos y soplando sobre ellas.

El tiempo de permanencia en cada posición es, por lo general, de un mínimo de tres minutos, pero puede ser más largo o, en algunos casos, más breve.

Los tiempos dependen de nosotros y de la concentración conseguida en cada ejercicio. También depende de nuestra voluntad o, por el contrario, de nuestro grado de «ausencia» y de nuestro ser, que actúan como «canales», por lo que conseguimos que las manos actúen solas, deteniéndose más o menos sobre cada posición según la cantidad de tiempo que la misma energía requiere.

Si alcanzamos un buen estado de meditación, siendo únicamente «observadores y testigos», nuestras manos irán solas al lugar donde sea necesario, incluso fuera del itinerario previsto, y permanecerán por sí mismas en cada posición el tiempo realmente necesario.

Puede ocurrir que en determinadas posiciones las manos se detengan durante largo tiempo, mientras que en otras sólo unos instantes, incluso que se omitan algunas posiciones: es normal, no hay motivo de alarma. Por otra parte no debemos preocuparnos si durante el autotratamiento nocturno nos dormimos. Se trata de algo normal y en absoluto nocivo, al contrario, por la mañana nos despertaremos con una renovada sensación de bienestar.

LOS EFECTOS

Los efectos del autotratamiento afectan al cuerpo físico y favorecen el crecimiento espiritual. Por lo que se refiere a lo físico, podemos decir que la energía Reiki realiza una importante acción preventiva en nosotros, aumentando las defensas del organismo y, por lo tanto, confiriendo una mayor resistencia orgánica ante la aparición de cualquier enfermedad.

Somos conscientes, sobre todo, de lo que le ocurre a nuestro cuerpo físico, es decir, de las sensaciones de dolor, calor, frío, náusea, fiebre, vértigo, etc., que experimenta. Nos percatamos, por consiguiente, de los síntomas que la enfermedad nos comunica, pero no de la causa que la ha originado.

Nunca nos cansaremos de decir que el Reiki interviene en la causa profunda (por lo general emocional) y siempre en el plano energético, nunca directamente físico, si bien, eliminando la causa, el síntoma físico obviamente se atenúa y puede desaparecer junto con la enfermedad para no regresar jamás «a causa de esa causa» que ha sido «subsanada» por la energía Reiki.

No pretendemos ofrecer una lista de estados de malestar físicos o de enfermedades susceptibles de ser curadas con el Reiki: pueden ser todos o ninguno.

Una vez más, depende de cuál sea la acti-

tud que tomemos frente a nosotros mismos y frente a la enfermedad que sufrimos.

Muy a menudo, en nuestro ser más íntimo no queremos sanar, porque la enfermedad nos resulta útil, ya sea para atraer la atención de los demás, ya sea por necesidad de afecto, o bien porque no queremos hacer una determinada cosa y nos es imprescindible, precisamos una excusa, o bien porque estamos utilizando inconscientemente la enfermedad como instrumento de crecimiento y conocimiento.

Nos encontramos, por el contrario, absolutamente dispuestos a eliminar tanto el estado de malestar como la causa que lo ha provocado. Por esto estamos decididos a trabajar con nosotros mismos en profundidad, a llegar a promover un cambio en nuestra manera de vivir y en nuestras costumbres ya consolidadas, que casi siempre son, en parte, responsables de cuanto nos sucede.

En ambas hipótesis el Reiki actúa puntualmente y con gran eficacia.

En el primer caso (no querer curarse), la energía actuará a un nivel profundo, especialmente por lo que respecta a las emociones reprimidas o no expresadas, iluminando nuestra intimidad y ayudándonos a «curar» en el inconsciente: como consecuencia, cesará la voluntad de no querer sanar y daremos paso a la curación física.

En el segundo caso (voluntad de eliminar la causa y la enfermedad), la energía nos proporcionará un mayor equilibrio, moderación, claridad de ideas, fuerza psíquica y emotiva para encarar los cambios, y valor para descubrir lo que no funciona y enfrentarnos a ello. Una vez más, al eliminar la causa, la enfermedad ya no tendrá motivo de existir.

Sin embargo, es preciso que permanezca muy claro que, una vez que la enfermedad se haya instaurado en el plano físico, es indispensable recurrir a la opinión de un médico para obtener una diagnosis correcta y poder recibir los cuidados apropiados y relativos a esta.

También en este caso el Reiki resultará útil, dado que será capaz de potenciar el efecto de las medicinas y de ayudar a reducir el proceso de la enfermedad.

Afortunadamente, cada vez más los médicos tienen una visión holística del paciente y de la enfermedad, y no son pocos los que sugieren, junto con los cuidados alopáticos, llevar a cabo sesiones de Reiki.

El tratamiento completo

Pasar de sí mismos a los demás (del autotratamiento al tratamiento de otras personas), es una experiencia maravillosa que, tras haber adquirido el primer nivel de Reiki, podremos llevar a cabo con toda tranquilidad. No existen impedimentos de ningún tipo, y este es uno de los principales motivos por los que decidimos convertirnos en canal Reiki. Recordemos de nuevo que hacer Reiki a los demás no significa adoptar la posición de «persona que cura», sino entrar en el espacio del corazón y actuar como «canales».

Nadie cura a nadie, ¡cada uno se cura a sí mismo!

Con el fin de que sea más fácil de aprender, el tratamiento completo ha sido subdividido en tres apartados: cabeza, cuerpo anterior y cuerpo posterior. Ahora bien, el tratamiento debe ser realizado en secuencia y sin solución de continuidad.

He aquí algunas sugerencias para obtener el máximo de nuestra sesión de Reiki:

- Desprendámonos de todo objeto metálico que llevemos, tales como anillos, reloj, pulseras, collares y pendientes, y pidamos a la persona que debe ser tratada

que haga lo mismo. Los metales reducen la libre circulación de la energía.

- Tanto nosotros como la otra persona debemos vestir con ropa cómoda de fibras naturales. Las fibras artificiales pueden reducir el paso de la energía del aura al cuerpo físico. Conviene que la persona se quite los zapatos, el cinturón y la corbata y todo aquello que la oprima.

- Pidamos a la persona que se estire en posición supina y con los ojos cerrados, y dejémosle tiempo para relajarse: bastan cinco o diez minutos mientras escucha una música suave.

- Mientras, nosotros podemos iniciar la meditación, si no lo hemos hecho antes.

- La persona no deberá tener las piernas o los brazos cruzados, para permitir que la energía circule libremente.

- Recordemos que es necesario mantener juntos los dedos de nuestras manos.

- El tratamiento de primer nivel se realiza por contacto directo de nuestras manos con el cuerpo de la persona, sin embargo, si por distintas razones (por ejemplo quemaduras y eritemas) esto no fuera posible, podemos mantener tranquilamente las manos a pocos centímetros (no más de tres-cuatro) del cuerpo del sujeto sometido a tratamiento: la energía Reiki actuará igualmente y con la misma intensidad y fuerza (véase también el apartado «El tratamiento áurico»).

- El tiempo mínimo para cada posición será de, aproximadamente, tres minutos, pero, como ya hemos dicho, si nos encontramos en un buen estado de «meditación» y dejamos que nuestras manos decidan por sí mismas, si actuamos verdaderamente como «canales», los tiempos de permanencia durarán lo que tengan que durar, dado que la misma energía será quien los determine.

- Digamos, una vez más, que las posiciones de las manos y su secuencia **no son obligatorias**, son únicamente consejos extraídos de los muchos años de práctica de estos tratamientos en todo el mundo, cuyo objetivo es proporcionar un proceso lógico y completo que acerque la energía Reiki a las posibles zonas conflictivas de nuestro cuerpo. Recordemos que a la energía universal también se le llama «energía inteligente», ya que se dirige por sí misma donde es necesario. En cualquier caso, conviene seguir la secuencia de las posiciones para facilitar una correcta armonización energética.

- El tratamiento completo dura, por lo general, de un mínimo de una hora a un máximo de una hora y media. Con la práctica y el aumento de nuestra sensibilidad, los tiempos podrán variar. Sí es necesario que recordemos concluir siempre el tratamiento con la máxima suavidad y **únicamente** cuando consideremos que realmente ha finalizado, a despecho de los tiempos y de las normas.

- Al terminar el tratamiento, dejemos que la persona se recupere con calma. Esto es algo sumamente importante dado que, sobre todo las primeras veces que una persona se somete a una sesión de Reiki, puede entrar en un estado de relajación profunda, por lo que tiene la necesidad de regresar al espacio cotidiano de personas «en alerta constante» con delicadeza. En ocasiones puede ser necesario darle a beber un vaso de agua a pequeños sorbos para acelerar y estabilizar este proceso.

Adoptemos, pues, la costumbre de tener siempre un poco de agua a mano.

- Este período de reposo de la persona tratada podemos emplearlo para lavarnos las manos y los antebrazos con agua fría, así como para relajarnos también nosotros.

- Ha llegado el momento de sentarnos junto a la persona tratada y preguntarle si desea compartir con nosotros cuanto ha experimentado y explicarnos sus sensaciones. Nosotros también podemos contar las nuestras. Este momento, después de la sesión, es provechoso, y de él pueden surgir, entre otras cosas, indicaciones e informaciones que nos serán muy útiles. Sin embargo, recordemos que debemos expresar nuestras sensaciones con mucha delicadeza.

- Adquiramos la costumbre de anotar en un diario o bien en fichas todo cuanto ocurre en cada sesión: además de recoger informaciones preciosas, que de otra manera olvidaríamos, resultará un sistema muy práctico para seguir nuestro progreso y evolución.

LAS POSICIONES

CABEZA

Tras haber activado el Reiki con la «compensación del corazón» y abierto las manos, **otra vez**, frente a nosotros, coloquémoslas con delicadeza, siempre una tras otra, sobre la persona para iniciar el tratamiento partiendo de la primera posición.
Recordemos que cada vez que cambiemos de posición se deben mover las manos, siempre una tras otra, levantándolas, nunca arrastrándolas.

1. **Manos sobre los ojos**, pulgares al lado de la nariz. Las manos se encuentran en contacto a la altura de las palmas y cubren el sexto chakra anterior (fig. 13); *órganos afectados:* glándulas pineal y pituitaria, ojos, nariz, dientes y encías.

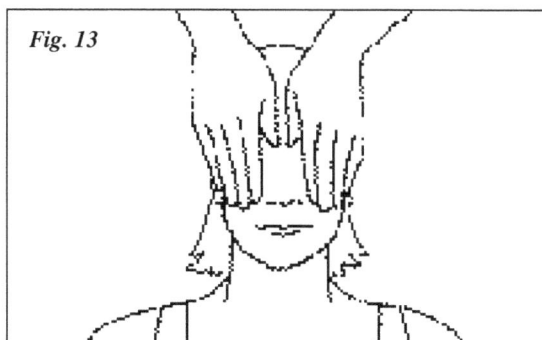
Fig. 13

2. **Manos paralelas a ambos lados de la cabeza**, sobre las sienes, orejas y mejillas (fig. 14); *órganos afectados:* glándulas pineal y pituitaria, hemisferio derecho e izquierdo del cerebro, oídos, nervios ópticos.

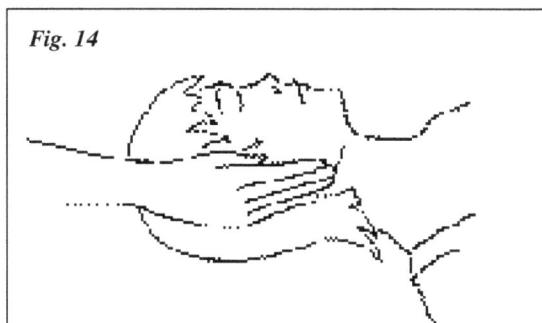
Fig. 14

3. **Manos bajo la nuca** (fig. 15); *órganos afectados:* cerebro con tálamo e hipotálamo, ojos, sexto chakra posterior.

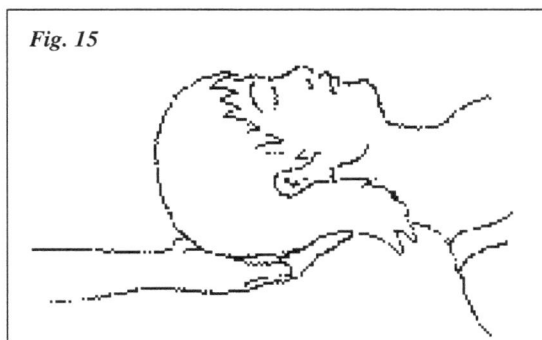
Fig. 15

4. **Manos sobre la corona de la cabeza** (fig. 16); *órganos afectados:* cerebelo, lóbulo occipital, cervical, sistema nervioso, séptimo chakra.

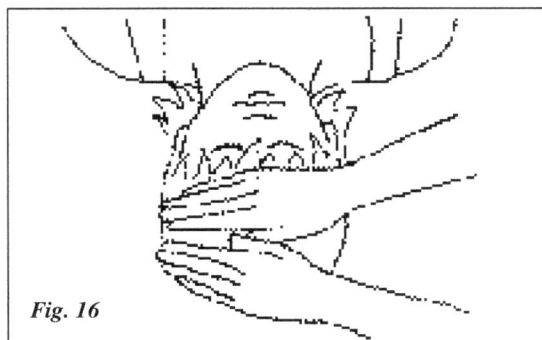
Fig. 16

5. **Manos sobre la garganta** (delicadamente) (fig. 17); *órganos afectados:* garganta, amígdalas, laringe, tiroides, parati-
roides, sistema linfático, quinto chakra
anterior.

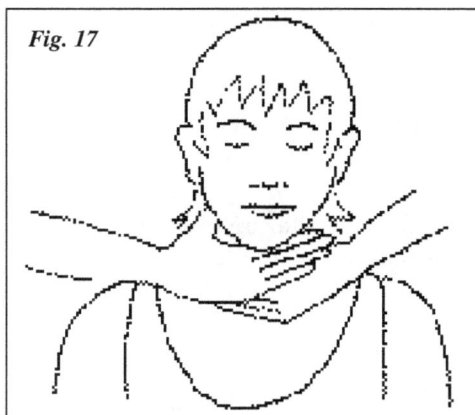
Fig. 17

Cuerpo anterior

Una vez que hayamos terminado con la cabeza, coloquémonos en el lado derecho de la persona. Mantengamos siempre una mano en contacto con ella y continuemos el tratamiento.

1. **Manos sobre el hígado** (fig. 18); *órganos afectados:* hígado, vejiga de la hiel,
estómago, páncreas, duodeno, colon.

2. **Manos sobre el bazo** (fig. 19); *órganos
afectados:* bazo, páncreas, estómago,
colon transversal, intestino delgado.

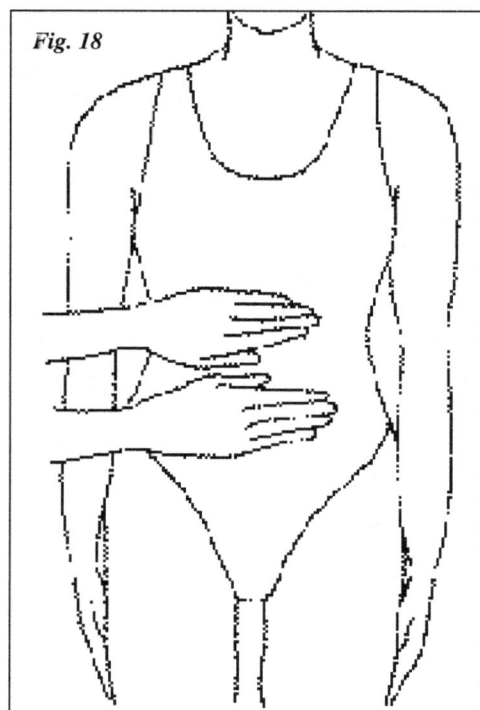
Fig. 18

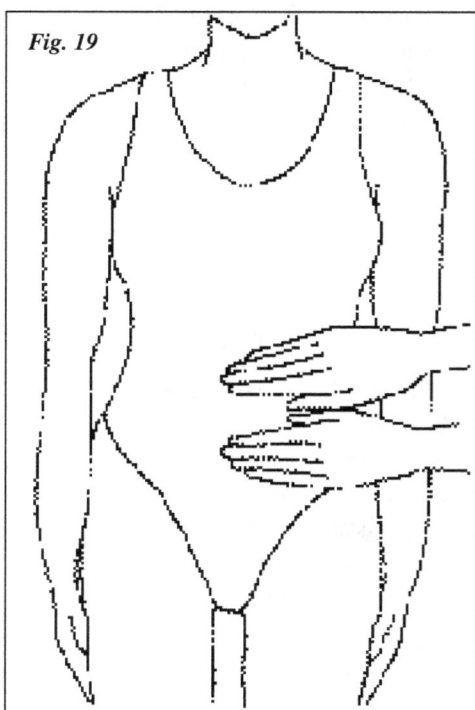
Fig. 19

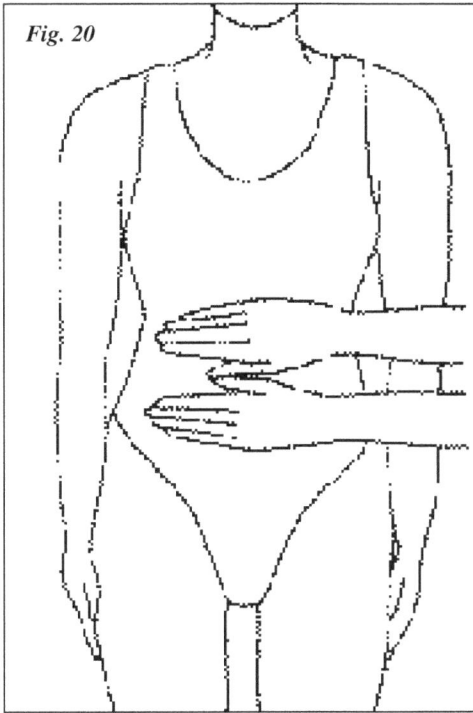
Fig. 20

3. **Manos sobre el plexo solar y el ombligo** (fig. 20); *órganos afectados:* estómago, intestino grueso, intestino delgado, plexo solar, tercer chakra.

4. **Manos en forma de uve sobre la ingle** (fig. 21); *órganos afectados:* vejiga, aparato genital, sistema linfático, primer y segundo chakra.

5. **Manos en forma de «T» sobre el esternón y el pecho** (fig. 22); *órganos afectados:* corazón, timo, bronquios y aparato respiratorio, cuarto chakra.

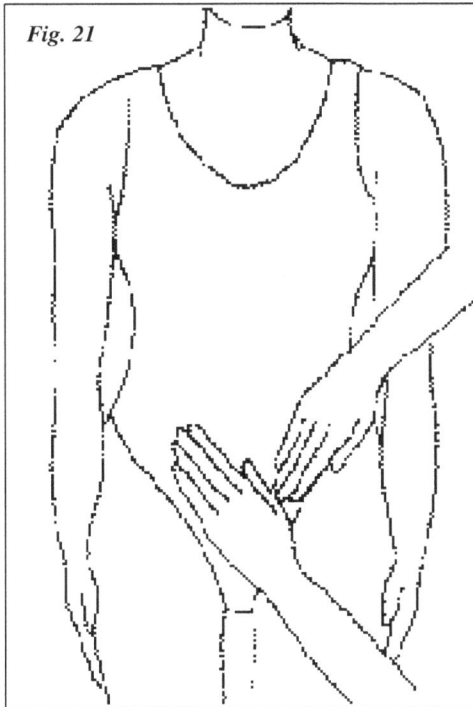
Fig. 21

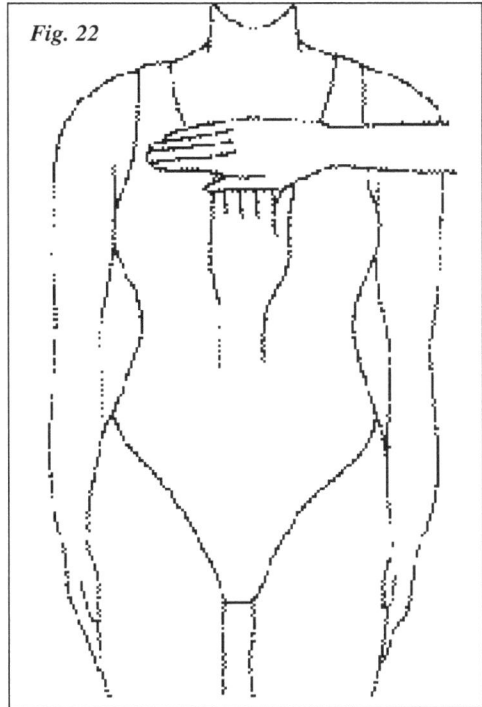
Fig. 22

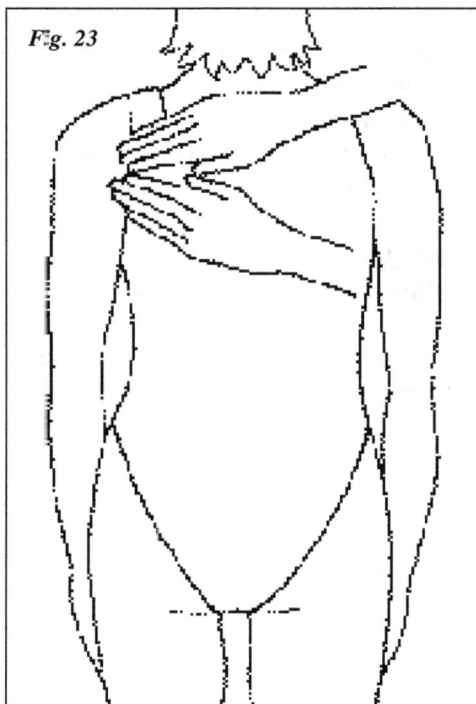

Fig. 23

CUERPO POSTERIOR

Cuando hayamos terminado con la parte anterior, manteniendo siempre el contacto con una mano, pidamos a la persona que se coloque tumbada sobre el vientre y prosigamos el tratamiento con las posiciones del cuerpo posterior.

1. **Manos sobre el hombro izquierdo** (fig. 23); *órganos afectados:* hombros, cuello, bronquios, sistema nervioso, corazón.

2. **Manos sobre el hombro derecho** (fig. 24); *órganos afectados:* hombros, cuello, bronquios, sistema nervioso, corazón.

3. **Manos sobre la espalda, entre los omóplatos y las costillas, detrás del bazo** (fig. 25); *órganos afectados:* pulmones, sistema nervioso.

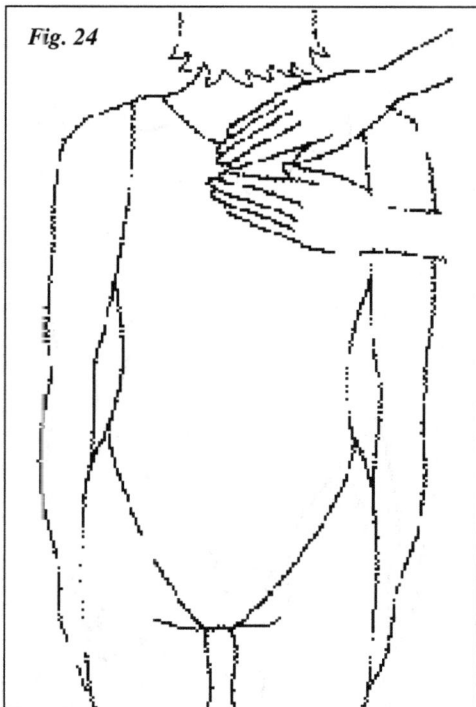

Fig. 24

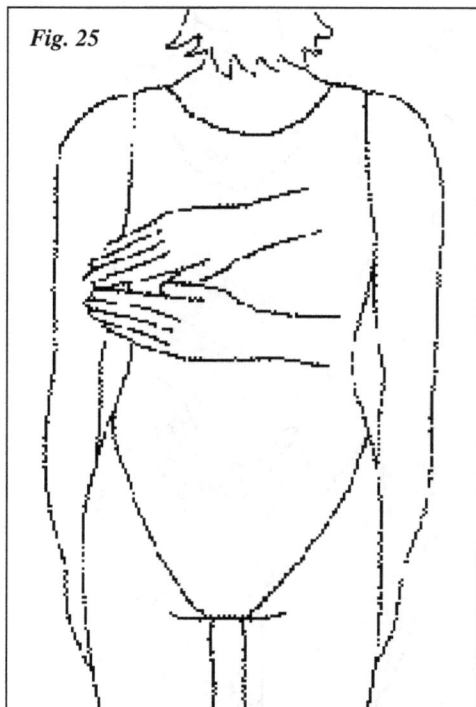

Fig. 25

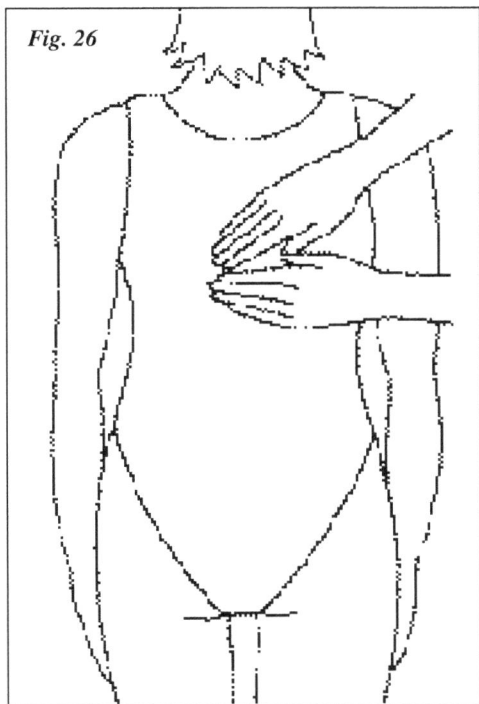

Fig. 26

4. **Manos sobre la espalda, entre los omó-platos y las costillas, detrás del hígado** (fig. 26); *órganos afectados:* pulmones, sistema nervioso.

5. **Manos sobre la espalda, entre la nalga y los riñones, lado izquierdo** (fig. 27); *órganos afectados:* riñones, glándulas suprarrenales, nervio ciático, sistema nervioso.

6. **Manos sobre la espalda, entre la nalga y los riñones, lado derecho** (fig. 28); *órganos afectados:* riñones, glándulas suprarrenales, nervio ciático, sistema nervioso.

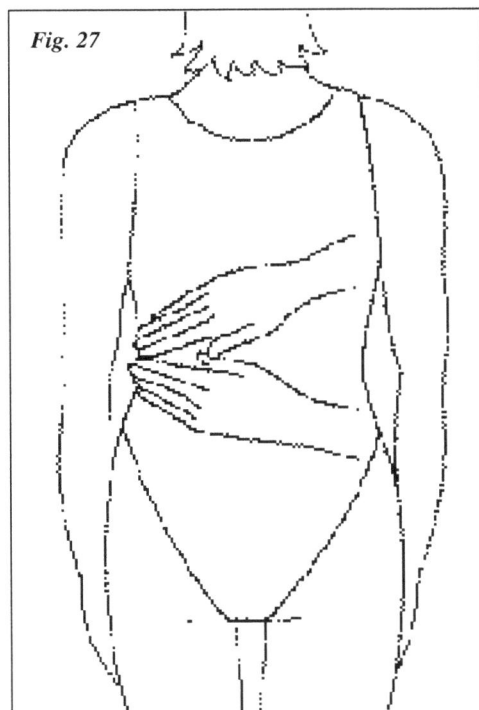

Fig. 27

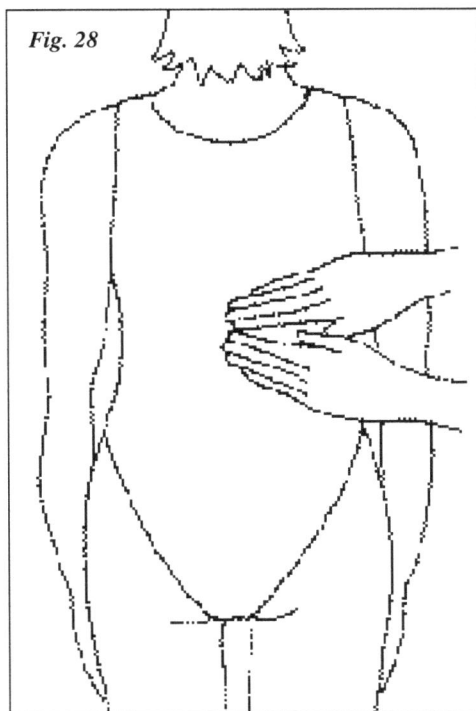

Fig. 28

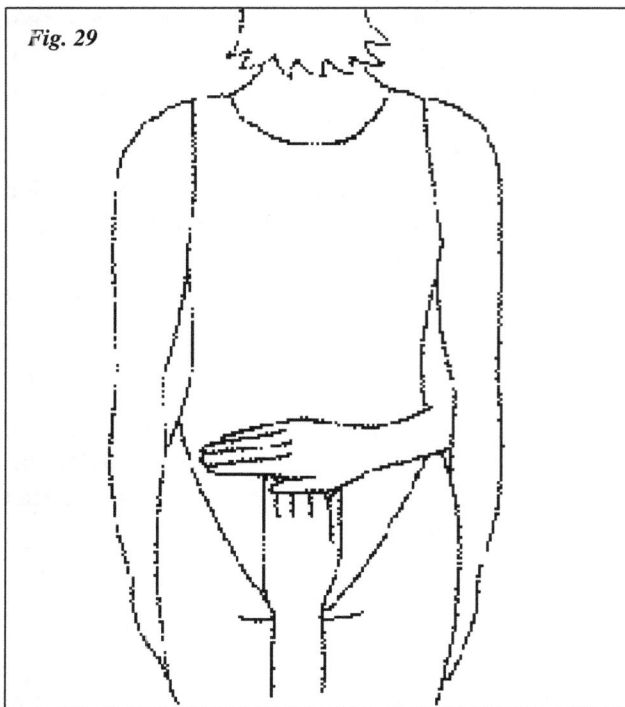
Fig. 29

7. **Manos en forma de «T» entre el coxis y la región lumbar** (fig. 29); *órganos afectados:* los mismos que desde la posición 4 del cuerpo anterior, primer chakra.

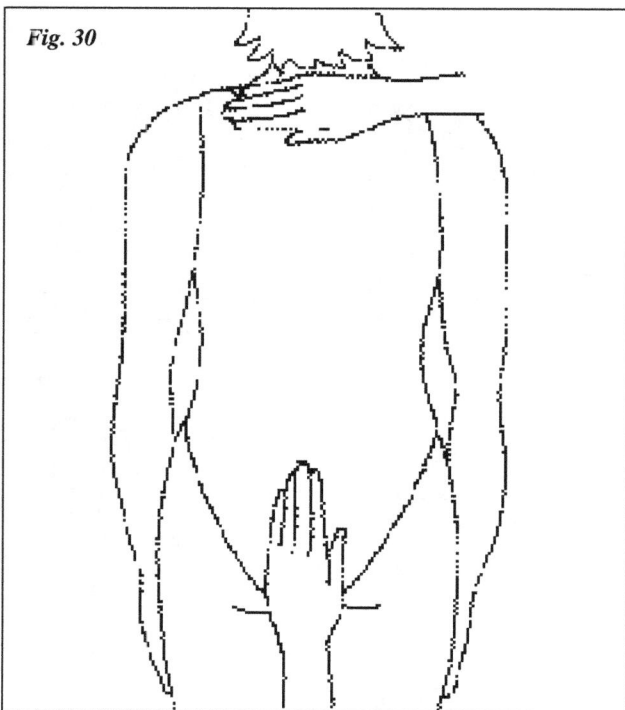
Fig. 30

8. **Una mano permanece sobre el coxis, y la otra se coloca sobre la región cervical** (fig. 30); *órganos afectados:* columna vertebral, sistema nervioso, primer y quinto chakra.

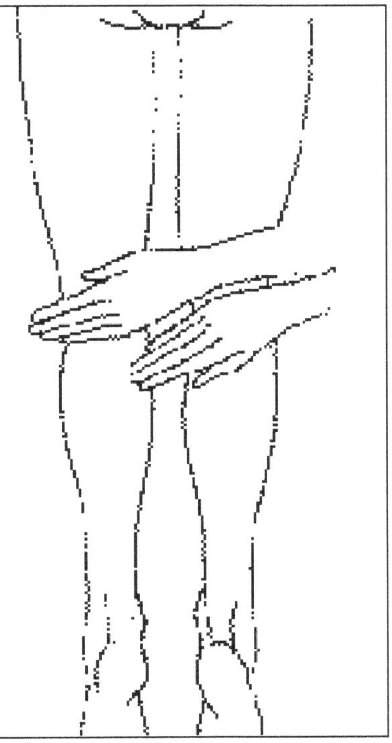

Fig. 31

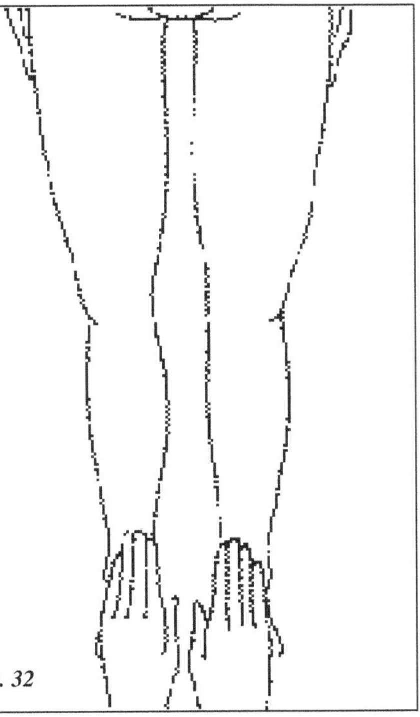

9. **Manos sobre la parte posterior de las rodillas** (fig. 31); *órganos afectados:* rodillas, cavidad poplítea.

10. **Manos sobre la planta de los pies** (fig. 32); *órganos afectados:* pies, todas las zonas reflejas.

Al finalizar el tratamiento deberemos colocarnos una vez más al lado de la persona y, manteniendo una mano en contacto a la altura de la cadera, con la otra acariciaremos su aura tres veces, partiendo siempre de la cabeza. A continuación, nos alejaremos de la persona y «apartaremos» el Reiki frotando las manos y soplando sobre ellas. Este es un acto muy importante que nunca debe olvidarse, especialmente cuando efectuamos un tratamiento a otra persona. Así evitaremos el riesgo de permanecer unidos energéticamente a la persona tratada.

LOS EFECTOS

Como ya hemos dicho en el apartado sobre el autotratamiento, no es nuestra intención ofrecer una lista de estados de malestar físico o de enfermedades susceptibles de ser curadas con el Reiki.

Para que resulte de más fácil consulta, hemos considerado oportuno confeccionar una lista de los trastornos más frecuentes, relacionándolos con el posible malestar emocional (véase las págs. 111 y siguientes). Ha sido elaborada con el fin de ayudar a identificar una correspondencia de estos con la causa energética y los relativos chakras afectados. La hemos confeccionado no desde el punto de vista de la curación en sí, sino desde la óptica holística que caracteriza todo el libro.

Físicamente el Reiki inspira un amplio estado de relajación y de bienestar, y consti-

Fig. 32

tuye un importante sistema de prevención, ya que mitiga y, en muchas ocasiones, elimina el dolor en breve tiempo, acelera el proceso curativo de las enfermedades y acorta las convalecencias.

Todos los terapeutas que conocemos y que practican el Reiki han tenido experiencias de curación que han sido menospreciadas o no han sido reconocidas por parte de la medicina tradicional. Sin embargo, de ahí a sostener oficialmente que el Reiki cura y sana las enfermedades físicas, ¡existe un abismo!

Repitamos de nuevo que sólo a través de una actitud distinta podremos comprender realmente el Reiki y lo que proporciona o es capaz de proporcionarnos. En efecto, si consideramos el Reiki desde un punto de vista estrictamente científico, como nos han acostumbrado a pensar ya de niños en la escuela, según el cual un fenómeno es aceptado únicamente en base a un método experimental, debemos admitir que el Reiki no es un medio de curación.

Y se trata de algo extraordinariamente claro y comprensible. Porque si tratamos de curar una simple gripe, por ejemplo, con x aplicaciones de Reiki cada x horas, durante x minutos para cada aplicación y en x posiciones, esta misma receta no puede asegurar una constante reproducibilidad y medición de la «cura» y que esta funcione siempre bien para otros sujetos supceptibles de ser curados. Si, por el contrario, consideramos el Reiki desde la óptica de los resultados, que, por lo demás, son muy visibles, sin pretender a toda costa pensar en él como una medicina, las cosas cambian sustancialmente.

Como ya hemos dicho, el Reiki es energía vital universal, susceptible de ser activada por cualquier persona que haya adquirido el primer nivel, energía que, cada vez que abrimos el Reiki, se encuentra disponible en cantidad ilimitada.

Se trata de una energía que no ejerce su acción, debido a su misma naturaleza, directamente sobre el cuerpo físico, sino que la lleva a cabo sobre nuestros cuerpos energéticos (auras), desde donde, por un proceso natural y con modalidades absolutamente personales, es trasladada al cuerpo físico con resultados igualmente personales.

Esta energía obra para nuestro crecimiento espiritual y, por consiguiente, para nuestra «curación natural», e interactúa con todos nuestros «cuerpos» (causal, espiritual, mental, emocional, psíquico y físico).

Si lo entendemos de este modo, ya no habrá necesidad de repetir, con razón o sin ella, que el Reiki «cura» las enfermedades físicas, sino decir que, simplemente, por medio de la armonización energética nos ofrece la posibilidad de recuperar la salud.

El tratamiento rápido

Es un tratamiento que dura pocos minutos, un mínimo de diez, y que puede llevarse a cabo cuando se dispone de poco tiempo o en casos de emergencia, para proporcionar energía con rapidez si nos hallamos frente a una persona que padece una conmoción, que está herida, desmayada o que, en resumidas cuentas, se siente mal.

Obviamente, no sustituye el tratamiento completo, pero en caso de necesidad resulta muy apropiado y eficaz. Se lleva a cabo interviniendo con las manos directamente sobre los siete chakras principales, estimulándolos y restituyéndoles su equilibrio. La persona tratada puede permanecer de pie, sentada o tendida sobre el costado derecho, y con los ojos cerrados. Si nos encontráramos frente a un sujeto desmayado o con serias complicaciones, es más cómodo disponerlo tendido sobre el lado derecho.

LAS POSICIONES

Coloquémonos detrás de la persona que debe ser tratada y, tras haber «compensado en el corazón» y haber **abierto las manos una tras otra** frente a nosotros, dispongámonos a realizar el tratamiento rápido.

1. **Coloquemos las manos sobre los hombros** del sujeto para entrar en sintonía con él y armonizar tanto su energía como la nuestra (fig. 33a).

2. **Situémonos al lado de la persona y pongamos las manos paralelas sobre la corona de la cabeza**: séptimo chakra (fig. 33b).

3. **Coloquemos una mano cubriendo la frente y la otra sobre la nuca**: sexto chakra anterior y posterior (fig. 34a).

4. **Pongamos una mano sobre la garganta y la otra a la misma altura sobre la zona cervical**: quinto chakra anterior y posterior (fig. 34b).

5. **Coloquemos una mano sobre el esternón a la altura del corazón y la otra a la misma altura sobre la espalda**: cuarto chakra anterior y posterior (fig. 34c).

6. **Situemos una mano sobre el plexo solar y la otra a la misma altura sobre la espalda**: tercer chakra anterior y posterior (fig. 34d).

7. **Pongamos una mano sobre el ombligo y la otra a la misma altura sobre la espalda**: segundo chakra anterior y posterior (fig. 34e).

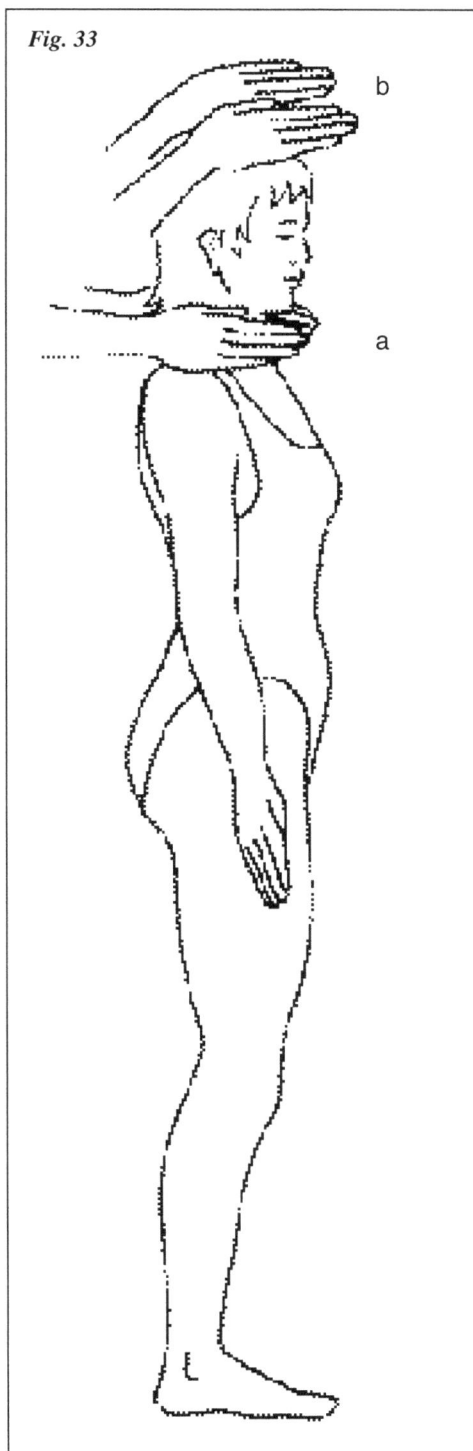

Fig. 33

8. **Coloquemos una mano sobre el pubis y la otra sobre el coxis**: primer chakra (fig. 34f).

9. **Posición opcional: manteniendo la mano sobre el coxis, coloquemos la otra sobre la corona de la cabeza** para unir el primer chakra con el séptimo chakra.

Debemos mantener la posición durante dos minutos. Terminaremos el tratamiento acariciando el aura tres veces desde la parte superior de la cabeza de la persona hasta el suelo, si se encuentra de pie o sentada, o como en el tratamiento completo si está tendida.

A continuación, alejémonos de la persona y «apartemos» el Reiki frotando las manos entre sí y soplando sobre ellas.

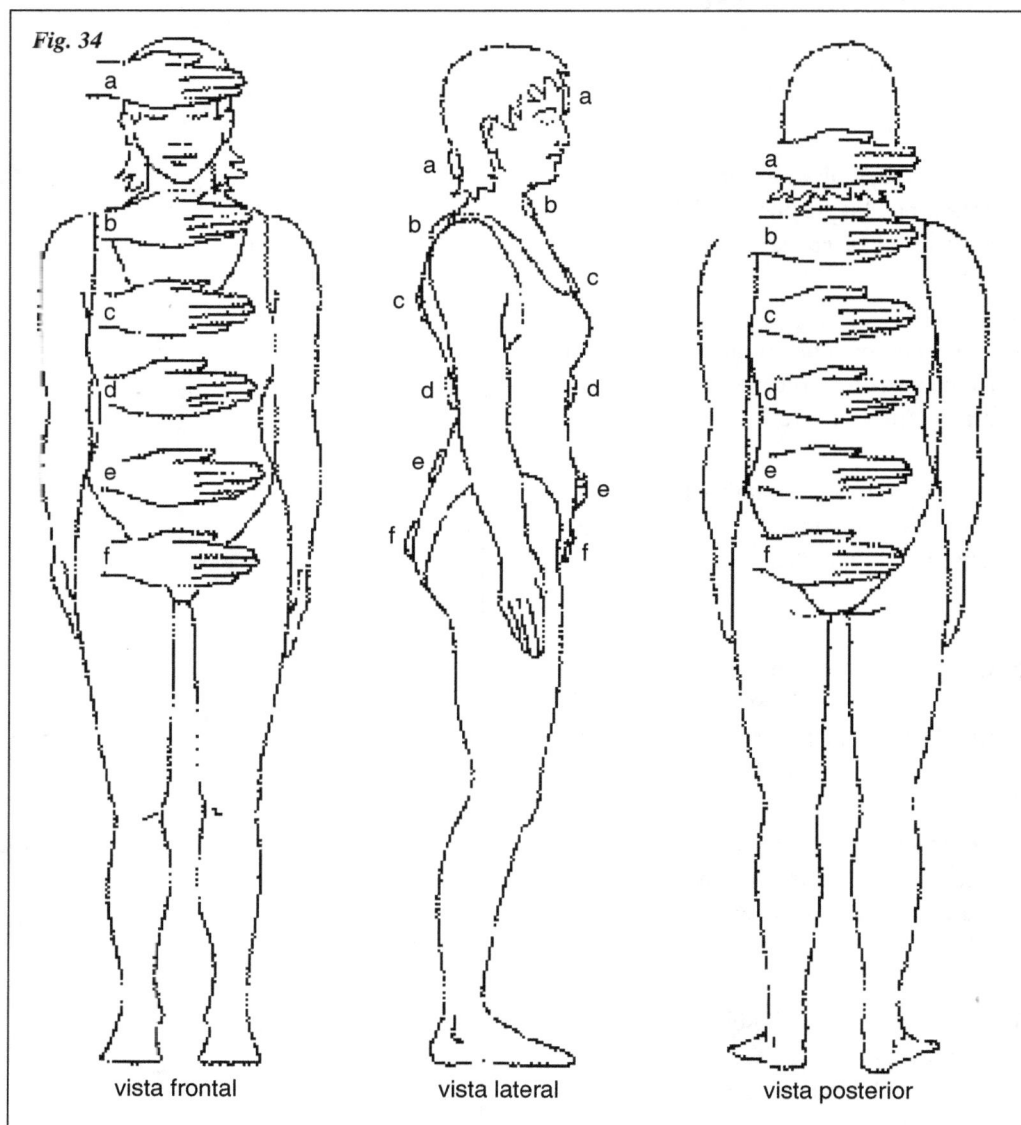

Fig. 34

vista frontal   vista lateral   vista posterior

LOS EFECTOS

Los efectos más patentes acostumbran a ser una mayor vitalidad y, por lo tanto, una resistencia más efectiva a un estado de salud alterado. Proporciona, asimismo, una calma y relajación mayores que ayudan a superar el probable efecto de *shock*.

La armonización de los chakras

Como hemos visto en el apartado «Los chakras», este tipo de tratamiento puede adquirir una especial importancia.

Normalmente nuestros chakras se abren, se cierran y se detienen en un movimiento casi continuo determinado, casi siempre, por estados emocionales (fig. 35).

ÓRGANOS, CHAKRA Y ESTADOS DE ÁNIMO

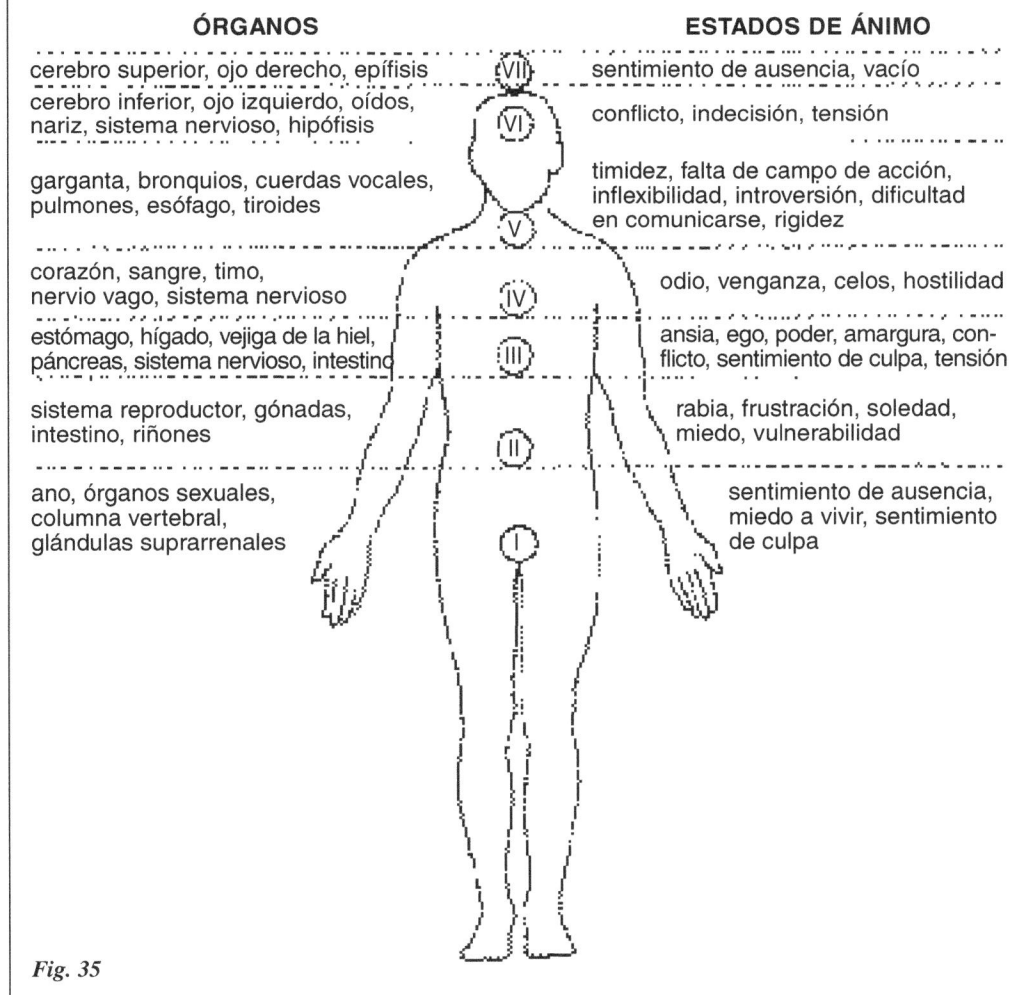

ÓRGANOS

	ESTADOS DE ÁNIMO
cerebro superior, ojo derecho, epífisis (VII)	sentimiento de ausencia, vacío
cerebro inferior, ojo izquierdo, oídos, nariz, sistema nervioso, hipófisis (VI)	conflicto, indecisión, tensión
garganta, bronquios, cuerdas vocales, pulmones, esófago, tiroides (V)	timidez, falta de campo de acción, inflexibilidad, introversión, dificultad en comunicarse, rigidez
corazón, sangre, timo, nervio vago, sistema nervioso (IV)	odio, venganza, celos, hostilidad
estómago, hígado, vejiga de la hiel, páncreas, sistema nervioso, intestino (III)	ansia, ego, poder, amargura, conflicto, sentimiento de culpa, tensión
sistema reproductor, gónadas, intestino, riñones (II)	rabia, frustración, soledad, miedo, vulnerabilidad
ano, órganos sexuales, columna vertebral, glándulas suprarrenales (I)	sentimiento de ausencia, miedo a vivir, sentimiento de culpa

Fig. 35

Estos estados, a los que se añaden, en ocasiones, el malestar físico, bloqueos energéticos o, incluso, la enfermedad, provocan no sólo cambios constantes, aunque pasajeros, sino también estados semipermanentes que, o bien indican un trastorno, o bien pueden desembocar, si los hacemos durar, en la enfermedad.

Por otra parte, los chakras intercambian energía entre sí a través de nuestro canal energético principal que, como hemos dicho, discurre a lo largo de la columna vertebral, y en el cual se establecen, precisamente, los chakras.

Cuando un chakra no está bien equilibrado, es decir, cuando se encuentra cerrado o inmóvil, transmite energía inarmónica o, incluso, no transmite energía en absoluto, formando un bloque justamente en su base e impidiendo así el paso de la energía por el canal principal.

Todo esto provoca un desequilibrio y una falta de armonía, a los que se debe poner remedio.

Existe también otro motivo que puede justificar el uso de este tratamiento: la carencia de energía.

Cuando nos hallamos muy cansados, porque hemos consumido una gran cantidad de energía física o bien porque hemos utilizado mucha energía psíquica, mental o espiritual, el tratamiento de armonización de los chakras aumenta con gran velocidad el nivel de energía en los chakras, proporcionándonos una sensación de renovado vigor y, al mismo tiempo, de relajación.

Con el primer nivel se procede como en el caso del tratamiento completo. Una vez hayamos activado el Reiki con la compensación del corazón y la abertura de las manos, una tras otra frente a nosotros, nos colocaremos a la izquierda de la persona tendida. A continuación:

1. Coloquemos las manos sobre el cuarto chakra.

2. Desplacemos ambas manos sobre el primer chakra.

3. Coloquemos la derecha sobre el segundo chakra, manteniendo la izquierda sobre el primero.

4. Situemos también la izquierda sobre el segundo chakra, y llevemos la derecha sobre el tercero.

5. Coloquemos también la izquierda sobre el tercer chakra y situemos la derecha sobre el cuarto.

6. Acto seguido coloquemos ambas manos sobre el séptimo chakra y situémonos a la derecha de la persona.

7. Pongamos la derecha sobre el sexto chakra, manteniendo la izquierda sobre el séptimo.

8. Coloquemos también la izquierda sobre el sexto chakra, y desplacemos la derecha sobre el quinto.

9. Depositemos también la izquierda sobre el quinto chakra y llevemos la derecha sobre el cuarto.

10. Dejando la izquierda sobre el quinto, coloquemos la derecha sobre el tercero.

11. A continuación, traslademos ambas manos, siempre una tras otra, sin perder el contacto, colocando la izquierda sobre el sexto y la derecha sobre el segundo.

12. Traslademos, una vez más, ambas manos, siempre una tras otra, sin perder el contacto, poniendo la izquierda sobre el séptimo y la derecha sobre el primero.

13. Coloquemos la izquierda sobre el cuarto y la derecha sobre la mano derecha de la persona.

14. La izquierda permanece sobre el corazón y, estirándonos un poco, coloquemos la derecha sobre la mano izquierda de la persona.

15. Sin dejar de mantener el contacto, desplacémonos hacia los pies de la persona y, colocando la izquierda sobre el primer chakra, llevemos la derecha sobre el pie derecho de la persona.

16. Manteniendo la izquierda sobre el primer chakra, pongamos la derecha sobre el pie izquierdo de la persona.

Las posiciones indicadas a continuación deben ser utilizadas cuando, con las posiciones 15 y 16, nos damos cuenta de que no pasa energía. Esto significa que los chakras de las rodillas no están abiertos y no permiten un correcto flujo de la energía a lo largo de las piernas.

17. Mano izquierda sobre el primer chakra y derecha sobre la rodilla derecha de la persona.

18. Mano izquierda sobre el primer chakra y derecha sobre la rodilla izquierda de la persona.

Las posiciones indicadas a continuación deben ser utilizadas cuando, con las posiciones 13 y 14, vemos que no pasa energía. Esto ocurre porque los chakras de los codos no se encuentran abiertos e impiden un flujo correcto de energía a lo largo de los brazos.

19. Mano izquierda sobre el cuarto chakra y derecha sobre el codo derecho de la persona.

20. Mano izquierda sobre el cuarto chakra y derecha sobre el codo izquierdo de la persona.

Acto seguido, concluyamos el procedimiento como en el caso del tratamiento completo. El tiempo mínimo de permanencia en cada posición es de tres minutos.
La armonización de los chakras no puede considerarse como un sustitutivo del tratamiento completo, si bien, por su duración, casi es su equivalente.
Por otra parte, en caso de falta de tiempo, es posible llevarlo a cabo en forma abreviada, utilizando secuencialmente las posiciones 1, 9, 10, 11, 12, y la 1 de nuevo para terminar.
Si el procedimiento se lleva a cabo por parte de personas zurdas, las indicaciones relativas a las manos y a las posiciones deben entenderse al revés: la izquierda en lugar de la derecha y viceversa.

Segundo nivel

*La armonía oculta es más valiosa
que la que se vislumbra.*

HERÁCLITO

El segundo nivel y los símbolos

Acceder al segundo nivel de Reiki es una experiencia maravillosa que se encuentra al alcance de todos.

Conseguir o no conseguir el segundo nivel es una cuestión de decisión personal, ya que no es una categoría restringida para nadie.

Todos los niveles, inclusive el de maestro, responden a la libre elección de cada uno de nosotros, sin limitación alguna.

Únicamente si nos sentimos preparados y queremos hacerlo se abrirán las puertas del Reiki: ¡no hace falta nada más!

El maestro de Reiki al que acudiremos se convertirá en el amigo, en el hermano que, simplemente gracias a su mayor experiencia, nos podrá aconsejar y nos permitirá una mejor comprensión de nosotros mismos, nos enseñará a mirar en nuestro interior y nos ayudará a reconocer nuestro grado de preparación técnica y de crecimiento espiritual y concienciación.

Se llega al segundo nivel tras haber practicado el primero durante un tiempo más o menos largo (también esto es muy subjetivo). Algunos proponen tres meses, otros seis, un año o incluso más. Nosotros pensamos que, al tratarse de un hecho puramente individual, no existe una norma precisa.

Sin embargo, lo cierto es que sería conveniente dejar transcurrir por lo menos tres meses entre la iniciación al primer nivel y el acercamiento al segundo. Como mínimo para tener tiempo de asimilar energéticamente y de forma completa todo lo que el primer nivel puede proporcionar, así como para practicar los tratamientos con nosotros mismos y con los demás.

El diálogo que se mantiene antes de admitir a una persona a un curso de segundo nivel es muy importante, dado que, además de ayudarnos a entender cuál es nuestro grado de preparación, puede hacer que nos comprendamos mejor a nosotros mismos y que conozcamos las motivaciones profundas que nos impulsan, más allá de los deseos y, por lo tanto, de las ganas de tener.

¡Ningún maestro Reiki puede negarse a conceder un nivel!

En cambio, lo que sí puede y, **cuando sea necesario, debe hacer** es dejar la admisión al curso para más adelante, ayudando y aconsejando a la persona con vistas a recorrer un camino de mayor conocimiento.

Por lo tanto, pongámonos en manos de un maestro Reiki que nos inspire confianza y que sea para nosotros un amigo, y que no se muestre superior, distante e inalcanzable.

Aprender significa descubrir
lo que ya sabes.
Hacer significa demostrar que
lo sabes.
Enseñar es recordar a los demás
que saben tanto como tú.
Sois todos alumnos, aprendices, maestros.

RICHARD BACH

LOS SÍMBOLOS

Mikao Usui enseñó únicamente cuatro símbolos, de los cuales tres se conceden a quien sigue el curso de segundo nivel, mientras que el cuarto es el símbolo que se entrega a quien se convierte en maestro Reiki.

Hasta el mes de mayo de 1995, los símbolos del Reiki permanecieron prácticamente en secreto, reservados tan sólo para quien había alcanzado el segundo o el tercer nivel.

Se enseñaba a no revelarlos y a no escribirlos, so pena de una pérdida de poder de los símbolos mismos por parte de la persona que los daba a conocer o los tenía por escrito.

Conocer los símbolos del Reiki sin haber sido iniciado al segundo nivel **no sirve para nada,** ya que los símbolos, que en sí mismos contienen un gran poder, deben **ser ac-**

tivados, y esto sólo es posible si antes han sido activados en nosotros **por medio de una iniciación** efectuada por un maestro Reiki, **por lo que se desprende que el simple hecho de conocerlos no conlleva ningún beneficio.**

En nuestra opinión:

• Desde siempre, los símbolos entregados a los iniciados, sea cual sea la práctica energética de que se trate, tienen que guardarse en secreto, y este hermetismo, que quede claro, **no constituye un acto de poder, sino de gran responsabilidad,** justamente para evitar que se haga de ellos un uso irreflexivo o equivocado.

Prueba de ello es que en el caso del segundo nivel de Reiki está previsto una entrevista preliminar con el fin de evitar la entrega de los símbolos a personas cuyo interés por la práctica esté motivado únicamente por un deseo de poder, en lugar de ser fruto de un profundo requerimiento del corazón. Además, estos símbolos deben ser adquiridos siendo plenamente conscientes de la responsabilidad que comportan.

• Que los símbolos salgan a la luz no impedirá que individuos sin escrúpulos (siempre hay aprovechados) se hagan pasar por maestros Reiki, o bien que aparezcan otros símbolos, distintos de los dictados por Mikao Usui, con el fin de promover nuevos y onerosos niveles o aprendizajes.

Nuestro punto de vista es el punto de vista de la ortodoxia y, por lo tanto, se atiene a lo que la última gran maestra Reiki Hawayo Takata nos transmitió.

Por este y los demás motivos citados anteriormente, no daré a conocer en este libro los símbolos y sus significados.

Los símbolos entregados que se convierten en activos con el segundo nivel son tres:

1. El **primero** es el símbolo de la llamada y del aumento de la energía, y se utiliza para potenciar el flujo de esta energía, permitiendo, entre otras cosas, la reducción de los tiempos de los tratamientos.

2. El **segundo**, el símbolo denominado mental, es la llave que nos permite entrar en contacto con nuestro nivel mental y con el de nuestros semejantes.

3. El **tercero** es el símbolo gracias al cual transmitimos la energía Reiki a distancia, sin límites espacio-temporales.

Segundo nivel: los tratamientos

… y mientras yo contemplo tu paz,
duerme el espíritu guerrero que dentro de mí ruge.

UGO FOSCOLO

El autotratamiento

Con la adquisición del segundo nivel, los tiempos de todos los tratamientos pueden reducirse considerablemente sin menoscabo de su eficacia y, por tanto, de la cantidad de energía. En el caso del autotratamiento la duración se convierte en algo irrelevante: de un mínimo de tres-cinco minutos a lo que se considere oportuno.

A este propósito conviene decir que la clásica excusa que con frecuencia nos damos a nosotros mismos, es decir, «no logro encontrar el momento, ¡veinte minutos representan tanto para mí…!», ya no tiene razón de ser, y que, por consiguiente, si no practicamos el autotratamiento es, a menudo, porque no deseamos interactuar con nosotros mismos, mirar en nuestro interior y enfrentarnos a nuestros más recónditos problemas. Como ya hemos dicho, «no existe ninguna obligación», pero si no realizamos con regularidad el autotratamiento, como mínimo preguntémonos con sinceridad el porqué, y si la respuesta no nos satisface o nos deja con mal sabor de boca, dispongámonos a hacer un autotratamiento: la sorpresa puede ser extraordinariamente agradable.

Empezaremos con la compensación del corazón y con la abertura de las manos frente a nosotros, una por una. A continuación procedamos de la siguiente manera:

1. **Apoyemos la mano izquierda sobre la nuca** en correspondencia con el sexto chakra posterior (fig. 36).

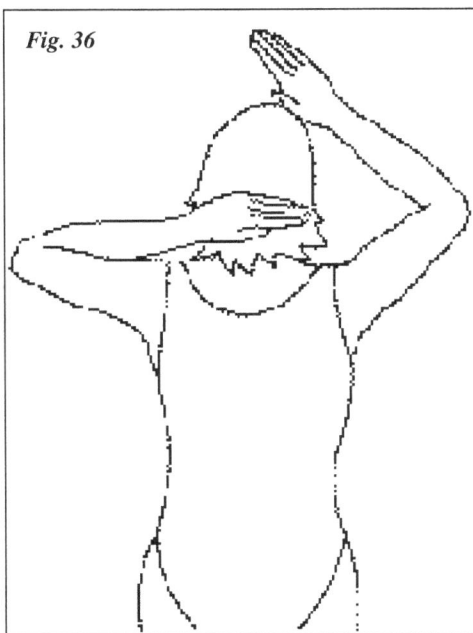

Fig. 36

2. **Dibujemos en el aire o lancemos** y pronunciemos en voz alta o mentalmente tres veces el **segundo símbolo**.

3. **Dibujemos en el aire o lancemos** y pronunciemos en voz alta o mentalmente tres veces el **primer símbolo**.

4. **Apoyemos la mano derecha sobre la cabeza** (séptimo chakra) de manera que la punta de los dedos toque la mano izquierda (fig. 37)

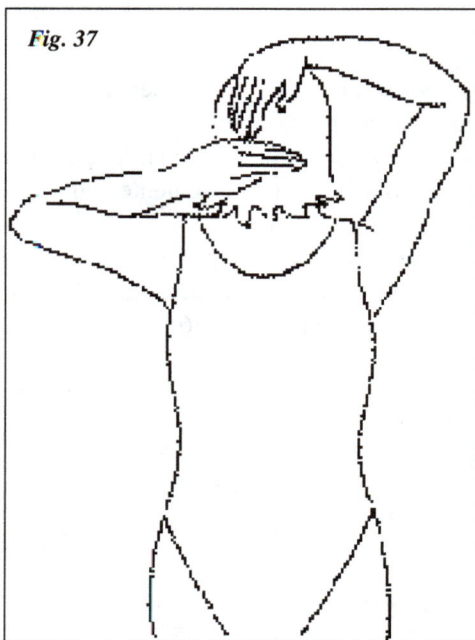

Fig. 37

5. **Lancemos y pronunciemos** en voz alta o mentalmente tres veces el **segundo símbolo**.

6. **Pronunciemos** en voz alta o mentalmente tres veces **nuestro nombre**.

7. **Lancemos y pronunciemos** en voz alta o mentalmente tres veces el **primer símbolo**.

8. **Manifestemos el motivo o los motivos** por los que practicamos el autotratamiento y, si no hallamos motivaciones específicas, pidamos que el tratamiento se efectúe **para hacernos el mayor bien**. Llamemos y visualicemos la Luz, con el fin de que entre en nosotros y llene todo nuestro ser.

9. **Acto seguido pasemos al tratamiento** propiamente dicho, reforzando constantemente la llegada de la energía con el **primer símbolo** siempre lanzado y visualizado al salir de nuestra mano derecha, así como pronunciándolo tres veces en voz alta o mentalmente.

10. **Cuando consideremos que hemos terminado**, teniendo en cuenta que deben haber transcurrido por lo menos treinta y cinco minutos, tras haber dado las gracias a la energía universal, lancemos el primer símbolo y pronunciémoslo mentalmente tres veces.

11. **Alejemos las manos y finalicemos** el contacto frotándonoslas y soplando sobre ellas.

En el caso de personas zurdas, las explicaciones relativas a las manos deben entenderse al revés: la izquierda en lugar de la derecha y viceversa.

El tratamiento físico-mental

En el segundo nivel el tratamiento completo del primer nivel puede ser reemplazado por el tratamiento físico-mental que describimos a continuación. El tiempo necesario va de los diez-quince minutos a cuanto nuestra sensibilidad nos dicte.

En el momento de empezar el tratamiento físico-mental, y aunque ya nos sintamos «maduros» al encontrarnos en el segundo nivel, no debemos olvidar la fase de preparación, tanto nuestra como de las condiciones exteriores y de la persona que debe ser tratada.

1. **Pidamos a la persona que se siente en una silla**, con la espalda bien derecha, los pies bien apoyados en el suelo (prescindamos de los zapatos con suela de goma, es preferible tener los pies descalzos), las piernas ligeramente separadas y las manos sobre los muslos. Pidámosle que mantenga los ojos cerrados durante todo el tratamiento y que intente estar relajada.

2. **A continuación coloquémonos detrás de la persona**, y empecemos con la compensación del corazón (fig. 38) y con la abertura de las manos una tras otra frente a nosotros (fig. 39).

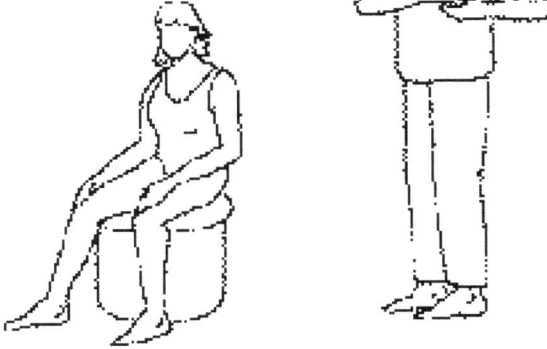

Fig. 38

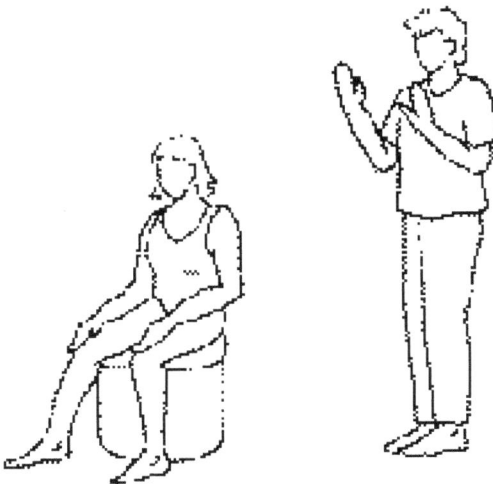

Fig. 39

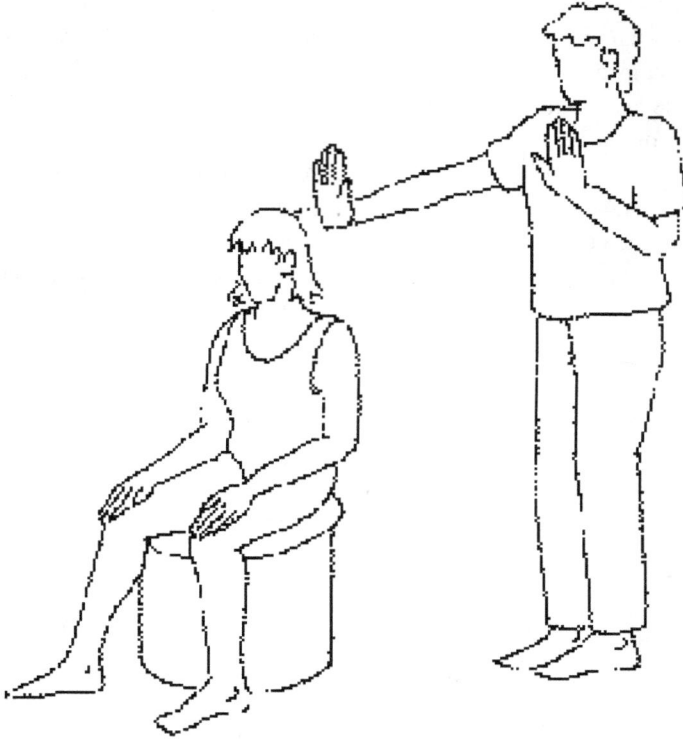

Fig. 40

3. **Permaneciendo detrás de la persona, dibujemos** en el aire o lancemos y pronunciemos tres veces mentalmente el **segundo símbolo** (fig. 40).

4. **Manteniéndonos detrás de la persona, dibujemos** en el aire o lancemos y pronunciemos tres veces mentalmente el **primer símbolo.**

5. **Coloquémonos, a continuación, a la derecha de la persona** y apoyemos la mano izquierda horizontalmente sobre su nuca, en correspondencia con el sexto chakra posterior.

Si, por diversas razones, la persona se encontrara estirada, para apoyar nuestra mano izquierda sobre la nuca deberíamos levantar delicadamente su cabeza para poder colocar nuestra mano en la posición correcta y, después, asentar de nuevo la cabeza, que se colocará, sobre nuestra mano izquierda.

6. **Dibujemos en el aire o lancemos** y pronunciemos tres veces mentalmente el **segundo símbolo.**

7. **Coloquémosle la mano derecha sobre la cabeza** (séptimo chakra) de manera que la punta de los dedos toque la mano izquierda, y luego pronunciemos tres veces el **nombre de la persona** (fig. 41).

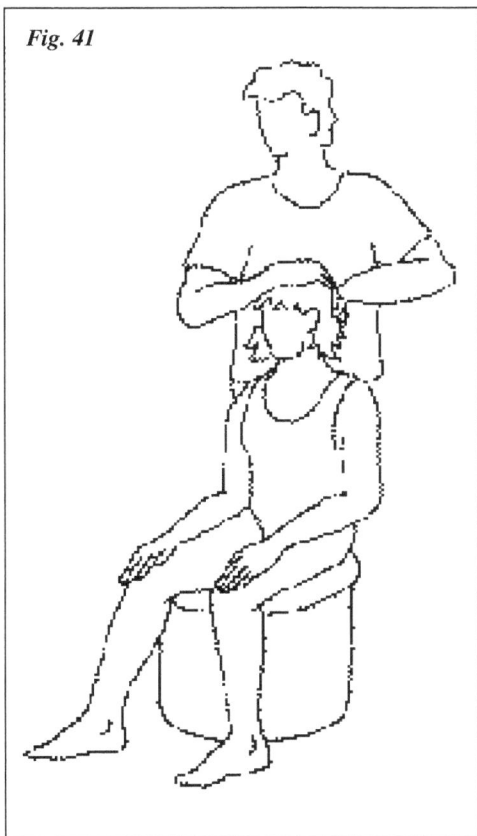
Fig. 41

8. **Lancemos y pronunciemos** mentalmente tres veces el **primer símbolo**.

9. **Durante cerca de tres minutos,** o del tiempo que juzguemos necesario, dejemos que la energía universal se introduzca en nosotros y nos invada por completo.

10. **Pongamos de manifiesto el motivo o los motivos** por los que estamos realizando el tratamiento. Tanto si existen como si no motivaciones específicas, pidamos siempre que el tratamiento se lleve a cabo **por su máximo bien.** Lo reafirmaremos lanzando y pronunciando mentalmente tres veces el **primer símbolo**.

11. **A continuación dispongámonos a llevar a cabo el tratamiento** propiamente dicho, empezando por lanzar y pronunciar el primer símbolo tres veces mentalmente. Dejemos que la energía Reiki fluya de nuestras manos a la persona tratada, reforzando constantemente la llegada de la energía con el **primer símbolo,** siempre lanzado y visualizado surgiendo de nuestra mano derecha y pronunciado mentalmente tres veces.

12. **Durante todo el tratamiento** visualicemos la energía que discurre a través de la persona, desde su cabeza a lo largo de todo el cuerpo para salir por los pies y, si nos damos cuenta de que la energía no circula con fluidez o bien que se detiene en determinados puntos, utilizaremos repetidamente el **primer símbolo** para reclamar una mayor energía y disolver el bloqueo.

13. **Cuando se considere que el tratamiento ha finalizado,** teniendo en cuenta que por lo menos tienen que haber transcurrido diez o quince minutos, descansemos unos instantes, dejando que la energía fluya espontáneamente.

14. **Acto seguido, cerremos la energía en el cuerpo de la persona,** para que continúe actuando **para hacerle el máximo bien,** y reafirmemos todo el procedimiento con el **primer símbolo** lanzado y pronunciado tres veces mentalmente.

15. **Demos las gracias mentalmente a la energía universal** y a la persona tratada por habernos dado la oportunidad de realizar en ella el Reiki. Al agradecimiento le debe seguir el **primer símbolo,** lanzado y pronunciado tres veces mentalmente.

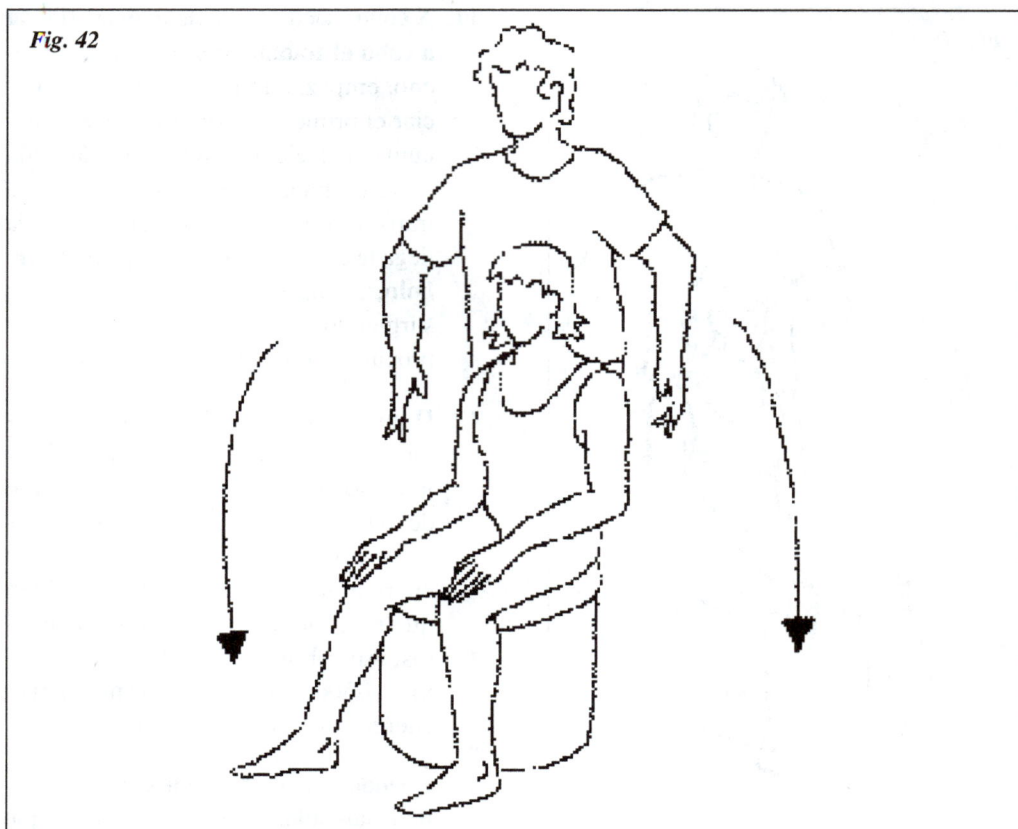

Fig. 42

16. **Acariciemos el aura de la persona** tres veces empezando por la cabeza y descargando en el suelo (fig. 42).

17. **Alejemos las manos y eliminemos el contacto** frotando las manos y soplando sobre ellas.

Una vez más, en el caso de personas zurdas las explicaciones relativas a las manos y las posiciones deben entenderse al revés, es decir, la izquierda en lugar de la derecha y viceversa.

Disponemos, sin embargo, de dos oportunidades distintas: la primera es seguir el tratamiento físico-mental como ha sido descrito, la segunda, utilizar algunas de las posiciones del tratamiento completo del primer nivel, o bien todas.

En este último caso, dado que la persona que será tratada se encontrará en posición estirada, seguiremos el procedimiento descrito hasta el punto 11 inclusive, para continuar inmediatamente con las posiciones descritas en el apartado «El tratamiento completo» hasta la posición 10 del «Cuerpo posterior». Para finalizar, dispongamos las manos sobre la cabeza de la persona (la izquierda sobre la nuca y la derecha sobre la cabeza, formando una «T»), y volvamos a comenzar desde el punto 13 del tratamiento físico-mental. Únicamente acariciaremos el aura como en el caso del tratamiento completo, mientras la persona permanece estirada.

El Reiki áurico

En el apartado «La acción del Reiki» como en otras ocasiones, hemos explicado de qué manera el Reiki interactúa con nuestros campos energéticos y cómo después, ¡únicamente después!, pasa al cuerpo físico.

Por consiguiente, el Reiki no actúa directamente sobre el plano físico sino que su función primaria se lleva a cabo en el plano energético.

Si es así, ¿por qué no llevamos la energía universal directamente a la raíz de la causa? Es decir, ¿por qué no la conducimos al aura, donde se halla representado energéticamente todo nuestro ser, con sus problemas y sus causas?

Para esta pregunta, que nos planteamos hace algunos años, hemos encontrado una respuesta práctica gracias a la ayuda de la energía.

Hemos intentado que las manos, en lugar de ponerse en contacto con el cuerpo físico, se mantuvieran a distancia, es decir, se sumergieran únicamente en el aura, llevando a cabo los tratamientos sólo de este modo. Los resultados se han revelado muy interesantes.

De hecho, los efectos a primera vista eran los mismos, o incluso superiores, y en ocasiones muy distintos de los obtenidos mediante un tratamiento por contacto.

Durante varios meses hemos continuado experimentando, estudiando el nuevo método y colaborando con practicantes de segundo nivel, a los que agradecemos profundamente la gran labor que han llevado a cabo y su importante aportación a este procedimiento, que se ha convertido en una nueva modalidad de practicar la terapia Reiki.

En efecto, lentamente han empezado a dibujarse las características y las modalidades de esta terapia, y hemos podido descu-brir y experimentar muchas cosas de las que habíamos oído hablar y que habíamos leído, pero en las que sólo podíamos creer, ya que no las habíamos comprobado por nosotros mismos. Otros maestros de Reiki han sugerido, en casos particulares, como por ejemplo quemaduras o eritemas, que se mantengan las manos apartadas del cuerpo de la persona tratada, pero a no más de cinco centímetros de este, asegurando que el Reiki también funcionaría: y en efecto, funciona a la perfección.

Esta sugerencia fue, en realidad, el origen de lo que hemos desarrollado en lo sucesivo y denominado «Reiki áurico».

Cada aura, como ya hemos visto en su momento, es distinta y representa uno de nuestros cuerpos (emocional, mental, etc.), y en cada aura se pueden formar bloqueos energéticos, de origen emotivo, mental o espiritual, que constituyen la causa, entre otras cosas, de los estados de malestar físico que a menudo padecemos.

Interviniendo directamente en el plano áurico, el Reiki es un buen remedio contra el bloqueo energético, «disolviéndolo», se elimina la causa o, por lo menos, el primer resultado de dicha causa.

Una vez hayamos eliminado la causa, la energía podrá discurrir libremente, por lo que la persona empezará a curarse de forma natural también desde el punto de vista físico.

A menudo el efecto es casi inmediato, y puede comprobarse fácilmente cuando se trata de pequeños aunque molestos trastornos. El dolor desaparece casi al instante y, por lo general, mucho más rápidamente que con el tratamiento por contacto, y, lo que es más importante, no vuelve a aparecer.

Como hemos podido comprobar en numerosos casos, al realizar primeramente una serie de tratamientos áuricos y a continuación tratamientos por contacto, se obtienen resultados verdaderamente interesantes y con frecuencia definitivos.

La sesión de Reiki áurico es simple sólo en apariencia. En realidad resulta bastante compleja, ya que el practicante de Reiki debe poseer unos conocimientos sólidos de los cuerpos sutiles, de las auras y de los chakras, contar con años de experiencia como terapeuta y, sobre todo, ser capaz de enfrentarse a una manifestación de emociones, interactuando con la persona con gran delicadeza y sentido de la responsabilidad. Así debe ser si queremos actuar con pleno conocimiento.

El Reiki no plantea peligro alguno y, por lo tanto, el Reiki áurico tampoco; sin embargo una cosa es «echar la red para ver qué obtenemos», sin ni siquiera saber qué se está buscando, y otra saber exactamente lo que se quiere conseguir, así como tener a disposición los medios precisos para intentar obtenerlo.

La energía vital universal
es pura belleza y pura armonía y ama
todo cuanto es hermoso y armónico.

La armonización de los chakras

Con el segundo nivel se puede efectuar la armonización de los chakras entrando en contacto con las capas más profundas de la conciencia de la persona. Por este motivo se actúa a un nivel superior, por esta razón y sobre todo en el caso del tratamiento áurico, es necesario tener en cuenta algunas consideraciones.

Veamos primero el tratamiento por contacto:

1. **Pidamos a la persona que se estire** y que mantenga los ojos cerrados durante todo el tratamiento, y también que se relaje.

2. **A continuación pongámonos detrás de la persona** y empecemos con **la compensación del corazón** y con la abertura de las manos frente a nosotros una tras otra.

3. **Permanezcamos detrás de la persona y dibujemos** en el aire o lancemos y pronunciemos tres veces mentalmente el **segundo símbolo.**

4. **Permanezcamos detrás de la persona y dibujemos** en el aire o lancemos y pronunciemos tres veces mentalmente el **primer símbolo.**

5. **Coloquémonos ahora a la derecha de la persona** y, alzándole con cuidado la cabeza, apoyemos la mano izquierda horizontalmente sobre la nuca en correspondencia con el sexto chakra posterior.

6. **Dibujemos en el aire o lancemos** y pronunciemos tres veces mentalmente el **segundo símbolo** e, inmediatamente, el **nombre de la persona** tres veces.

7. **Coloquemos la mano derecha sobre la cabeza de la persona** (séptimo chakra) de manera que la punta de los dedos toque la mano izquierda.

8. **Lancemos y pronunciemos** mentalmente tres veces el **primer símbolo.**

9. Durante **cerca de tres minutos**, o el tiempo que consideremos necesario, dejemos que la energía universal penetre en nosotros.

10. **Pongamos de manifiesto** que el tratamiento se lleva a cabo **para reequilibrar los chakras** y restablecer la energía.

Pidamos siempre que el tratamiento sea **por su máximo bien.** Lo **reafirmamos** con el **primer símbolo** lanzado y pronunciado tres veces mentalmente.

11. **Acto seguido iniciemos el tratamiento** propiamente dicho, lanzando y pronunciando mentalmente el **primer símbolo** tres veces. Dejemos que la energía Reiki fluya de nuestras manos a la persona tratada, **reforzando** constantemente la llegada de la energía con el **primer símbolo**, siempre lanzado y visualizado surgiendo de nuestra mano derecha y pronunciado mentalmente tres veces.

Es el momento de llevar a cabo las posiciones de la armonización de los chakras del primer nivel y proceder a continuación de la siguiente forma.

12. **Cuando pensemos que hemos terminado**, teniendo en cuenta que no debe ser antes de los diez o quince minutos, coloquemos las manos sobre la cabeza de la persona (la izquierda sobre la nuca y la derecha sobre la cabeza, en forma de «T») y, después, mantengamos esa posición de descanso durante dos minutos, dejando que la energía fluya espontáneamente.

13. **Acto seguido cerremos la energía** en el cuerpo de la persona con el fin de que continúe actuando **por su máximo bienestar**, y reafirmémoslo todo con el **primer símbolo** lanzado y pronunciado mentalmente tres veces.

14. **Demos las gracias mentalmente a la energía universal** y a la persona tratada por la oportunidad que nos ha proporcionado al permitirnos practicarle el Reiki. Tras el agradecimiento, lancemos y pronunciemos mentalmente tres veces el **primer símbolo**.

15. **Acariciemos el aura de la persona** tres veces (sin olvidar que debe realizarse como en el caso del tratamiento completo al hallarse la persona estirada).

16. **Alejemos las manos y retiremos el contacto** frotando las manos y soplando sobre ellas.

También en el caso del segundo nivel es posible llevar a cabo la armonización de los chakras por contacto y de forma abreviada, utilizando secuencialmente las posiciones de la 1 a la 9, insertando las correspondientes de la armonización en forma abreviada del primer nivel y, a continuación, siguiendo con las posiciones 12 y siguientes descritas anteriormente.

Como siempre, no existe un tiempo mínimo y un tiempo máximo para cada posición: depende de nuestra sensibilidad.

Si quienes efectúan el tratamiento son zurdos, las explicaciones relativas a las manos y a las posiciones deben entenderse al revés: la izquierda en el lugar de la derecha y viceversa.

Si utilizamos el tratamiento áurico para efectuar la armonización de los chakras, tenemos que recordar, como hemos apuntado al principio de este apartado, que no sólo estamos llevando a cabo un tratamiento de segundo nivel y utilizando, en consecuencia, el segundo símbolo, que ya por sí mismo significa un contacto profundo, sino que también entramos directamente en contacto con los siete estratos de cada chakra y, por lo tanto, con el conocimiento y la conciencia con que cada uno de dichos estratos se relaciona.

Esto significa que, además de poder equilibrar el chakra, somos capaces de equilibrar cada uno de sus estratos en cada aura.

Equilibrio puede significar no sólo una nueva armonización, sino también abertura, y no todas las personas están preparadas para la reabertura de todos los estratos. Sin embargo, lo cierto es que, si la persona no está preparada, el chakra se cierra espontáneamente y el Reiki no resulta nunca nocivo, aunque también es verdad que en ese momento podríamos generar en la persona que no está preparada emociones profundas y, tal vez, no deseadas. Por este motivo debemos ser prudentes.

El tratamiento a distancia

«Todo cuanto ocurre tú lo escribes», dijo.
«Todo cuanto escribo ocurre.»
Esta fue la respuesta.

MICHAEL ENDE

Esta es la parte que genera más incredulidad entre las personas con esquemas materialistas y, en general, entre todos los escépticos.

Para estas personas ya es difícil aceptar que exista una energía aparentemente no visible, no palpable y no susceptible de ser medida, que pueda convocarse con un simple gesto y transmitirse a través de las manos: ¡no digamos conducirla a distancia en el tiempo y en el espacio!

Con pocas palabras pretendemos no tanto convencer como despertar una pequeña duda razonable.

Todos sabemos que nuestro cerebro emite ondas de distintas frecuencias: está científicamente comprobado, basta con pensar en los registros de un electroencefalograma.

Los científicos han llegado a la conclusión de que la emisión del cerebro humano puede, en ocasiones, en determinados sujetos y en determinadas condiciones, ser captada por otros seres humanos.

A este tipo de transmisión de pensamiento se le ha llamado telepatía y, curiosamente, ocurre a distancia.

Existe, por lo tanto, una transmisión energética a distancia del pensamiento, estudiada por la ciencia y hoy en día aceptada como un hecho real y susceptible de suceder en determinadas condiciones.

¿Por qué debe ser la única?

Podrían existir otras formas de energía y otras maneras de transmitirla a distancia, tal vez aún no comprobadas científicamente, o bien comprobadas pero no aceptadas de forma oficial. Instamos a todos los escépticos, a quienes admiten serlo y a quienes no, a que prueben y experimenten por sí mismos. No les pedimos que crean, únicamente que sean lo suficientemente críticos para no rechazar nada de antemano.

¿No siente cierta curiosidad? ¿Y si fuera verdad? ¿Y si el Reiki a distancia realmente funcionara?

Se trata de una duda que sólo puede dilucidarse si se realiza una experiencia directa.

Volvamos a la transmisión a distancia, en el tiempo y en el espacio, de la energía universal: esta se encuentra sólo al alcance de quien ha conseguido el segundo nivel, gracias a la posibilidad de utilizar el tercer símbolo.

Ya con el primer nivel, y todavía más con el segundo, somos capaces de desempeñar nuevas funciones que a menudo permanecen latentes en nosotros. Todas ellas pertenecen al área del «sentir», es decir, al mundo de los sentidos no materiales, de las percepciones denominadas extrasensoriales.

Esto nos permitirá utilizar al máximo la transmisión a distancia de la energía universal.

Aunque en el primer momento nos pueda parecer que «no somos capaces» de percibir o de «sentir», es decir, que hemos fracasado en el intento, no debemos preocuparnos: ¡de todos modos se produce la transmisión de la energía!

Con el paso del tiempo y el uso frecuente de esta práctica, pronto alcanzaremos seguridad en esta práctica y la tranquilidad de que todo funciona como es debido.

En cualquier caso, es necesario, como siempre, experimentarlo por nosotros mismos para alcanzar su conocimiento.

En efecto, también en el caso de la transmisión a distancia, el único modo de no **sentirnos obligados a creer** por obligación o porque «así me lo han enseñado» o, lo que es peor, porque «he visto cómo otros lo hacían, y dicen que funciona y que lo que se percibe y se siente es algo fantástico», es comprobarlo por nosotros mismos y verificar sus resultados.

La transmisión en el espacio funciona instantáneamente, independientemente de la distancia a la que se encuentre la persona a la que transmitimos el Reiki en aquel momento: a pocos metros o a miles de kilómetros.

Por lo que respecta al tiempo futuro, el Reiki, gracias al tercer símbolo, puede ser programado más o menos como lo pueda ser un ordenador.

En cuanto al pasado, en el caso de querer, por ejemplo, «clarificar» viejas situaciones o intervenir en hechos relativos al karma o, incluso, en el karma ajeno o propio, debemos admitir que no podemos afirmar nada, ya que no hemos tenido ninguna experiencia directa y, de todos modos, sería algo difícil controlar sus resultados y, por consiguiente, su eficacia.

Además, antes de intervenir en el karma de nuestros semejantes, conviene pensarlo detenidamente y hacerse la siguiente pregunta: «¿Quién soy yo para que se me permita hacer esto?»

Ya disponemos de una serie de recursos fantásticos, sin necesidad de enredarnos en cosas en las que «es necesario creer», cuyos resultados no podemos controlar y que, por lo general, a pesar de las buenas intenciones, no son más que formas de expandir nuestro propio ego y de ejercer una relación de poder.

Pongámonos siempre en guardia ante quien afirma estar en posesión de verdades que podemos sólo «creer», ¡ya que no nos es posible experimentarlas!

Para transmitir el Reiki a distancia lo primero que debemos hacer es ponernos cómodos. Esto significa no sólo sentarnos cómodamente, sino hallarnos en un ambiente tranquilo y libres de cualquier preocupación.

Preparémonos con el suficiente tiempo, meditando o, por lo menos, relajándonos con una música suave y adecuada.

Como siempre, quemar una barrita de incienso no estará de más.

1. **Pongámonos cómodos** para no tener que movernos durante todo el tratamiento.

2. **Empecemos con la compensación del corazón** y con la abertura de las manos frente a nosotros una tras otra.

3. **Creemos** con nuestra imaginación una **burbuja** frente a nosotros, y visualicemos en el interior de esta a la persona que queremos tratar.

4. **Dibujemos en el aire o lancemos** y pronunciemos en voz alta o mentalmente tres veces el **tercer símbolo**.

5. **Dibujemos en el aire o lancemos** y pronunciemos en voz alta o mentalmente tres veces el **primer símbolo.**

6. **Pongamos las manos a los lados de la burbuja.**

7. **Pronunciemos en voz alta o mentalmente** tres veces **el nombre de la persona.**

8. **Pidamos mentalmente a la persona el permiso para enviarle energía Reiki.**

9. **Una vez hayamos obtenido,** siempre mentalmente, **una respuesta afirmativa,** pongamos de manifiesto el motivo o los motivos por los que estamos llevando a cabo el tratamiento. Tanto si existen como si no motivaciones específicas, pidamos siempre que el tratamiento se realice **por su máximo bien. Reafirmémoslo** todo con el **primer símbolo** dibujado en el aire o lanzado y pronunciado en voz alta o mentalmente tres veces.

10. Se deja fluir la energía Reiki desde nuestras manos hacia la persona objeto del tratamiento, reforzando el proceso con el primer símbolo, que deberá dibujarse en el aire y pronunciarse tres veces mentalmente.

11. **Durante todo el tratamiento visualicemos la energía** que penetra en la persona desde su séptimo chakra, y que discurre por todo el cuerpo para salir finalmente por los pies, y si nos damos cuenta de que la energía no fluye con facilidad o se bloquea en determinados puntos, utilicemos repetidamente el **primer símbolo para reclamar más energía** y eliminar el bloqueo.

12. **Cuando pensemos que hemos terminado,** teniendo en cuenta, una vez más, que deben haber transcurrido por lo menos diez-quince minutos, descansemos unos instantes, dejando que la energía discurra espontáneamente.

13. **A continuación cerremos la energía** en el cuerpo de la persona con el fin de que continúe actuando por su máximo bienestar, y reafirmémoslo todo con el **primer símbolo** dibujado en el aire o lanzado y pronunciado en voz alta o mentalmente tres veces.

14. **Demos las gracias mentalmente a la energía universal** y a la persona tratada por habernos dado la oportunidad de practicarle el Reiki y, a continuación, dibujemos o lancemos y pronunciemos en voz alta o mentalmente tres veces el **primer símbolo.**

15. **Acariciemos el aura** de la persona tres veces.

16. **Cerremos el contacto** frotando las manos y soplando sobre ellas.

Cuando la respuesta es negativa (véase el punto 9), no debemos ni podemos realizar el tratamiento, dado que el Reiki puede ser dado o enviado únicamente a personas que consientan en ello. En este caso, daremos las gracias, acariciaremos el aura y nos alejaremos. Después de algún tiempo podemos intentarlo de nuevo.

El tratamiento a distancia puede también ser aplicado a más de una persona simultáneamente o, incluso, a una persona desconocida, enviándolo por medio de alguien que conozcamos y que, a su vez, conozca a dicha persona.

Por lo que se refiere a la programación del Reiki en el tiempo, cuando lleguemos al punto 9 debemos insertar con precisión los datos del programa, por ejemplo: «Deseo que esta energía Reiki permanezca en suspensión hasta el día X a las Y horas.»

Cuando lleguemos al punto 13 conviene insertar con precisión los datos del programa de clausura, por ejemplo: «Deseo que esta energía Reiki permanezca cerrada en… (nombre y apellidos), y que continúe actuando hasta el día J a las K horas.»

No nos olvidemos de anotar las programaciones que hemos hecho precisamente para no tener que intervenir erróneamente en lo sucesivo. Si deseamos variar los términos de la programación, podemos hacerlo restaurando el contacto con el tercer y el primer símbolo y procediendo a la variación: anulamos primero los datos antiguos y, acto seguido, insertamos los nuevos.

Recordemos que, para que toda disposición sea activa, es necesario que se vea siempre confirmada con el primer símbolo. **Una advertencia importante: no se debe someter a tratamiento a una persona que esté siendo intervenida quirúrgicamente con anestesia, ni tampoco debe practicarse inmediatamente antes de una operación.**

En efecto, la energía Reiki tiende a reducir el efecto de los anestésicos, con consecuencias no precisamente agradables para la persona tratada. Podréis utilizar la programación calculando el tiempo que transcurrirá hasta que vuelva en sí.

Este tipo de tratamiento puede hacerse también a situaciones, animales, plantas y cosas. En este caso el procedimiento es como sigue:

1. **Pongámonos cómodos** de manera que no tengamos que movernos durante todo el tratamiento.

2. **Empecemos con la compensación del corazón** y con la abertura de las manos frente a nosotros.

3. **Creemos con nuestra imaginación una burbuja** frente a nosotros, y visualicemos la situación, el animal, u otra cosa que deseamos tratar en el interior de la misma.

4. **Dibujemos en el aire o lancemos** y pronunciemos en voz alta o mentalmente tres veces el **tercer símbolo**.

5. **Dibujemos en el aire o lancemos** y pronunciemos en voz alta o mentalmente tres veces el **primer símbolo**.

6. **Pongamos las manos a los lados del aura**.

7. **Pongamos de manifiesto el motivo o los motivos** por los que estamos llevando a cabo el tratamiento. Cuando se trate de situaciones en que nos encontramos implicados o en que se encuentran implicadas otras personas, añadamos siempre que el tratamiento sea **por nuestro y/o por su máximo bien. Reafirmémoslo** todo con el **primer símbolo** dibujado en el aire o lanzado y pronunciado en voz alta o mentalmente tres veces.

8. **Reforcemos constantemente el envío de energía con el primer símbolo**, siempre dibujado en el aire o lanzado y pronunciado en voz alta o mentalmente tres veces.

9. **Cuando consideremos que hemos terminado**, descansemos durante un par de minutos aproximadamente, dejando que la energía fluya espontáneamente.

10. **Demos las gracias mentalmente a la energía universal** y, tras el agradecimiento, dibujemos el **primer símbolo** en el aire o lancemos y pronunciémoslo en voz alta o mentalmente tres veces.

11. **Cerremos el contacto** frotando las manos y soplando sobre ellas.

La «energy» o el tratamiento de grupo

Es un tipo de tratamiento llevado a cabo por más de un practicante de Reiki a un único sujeto que puede ser efectuado también por practicantes de primer nivel.

Los objetivos pueden ser múltiples: el simple deseo de llevarlo a cabo todos juntos, la reducción de los tiempos de un tratamiento completo de primer nivel, o bien la necesidad de disponer de mucha más energía para tratar casos graves o complejos. También puede realizarse utilizando el tratamiento a distancia de segundo nivel.

Algunas sugerencias:

- Antes de empezar es importante que «sintonicemos» y que nos pongamos de acuerdo acerca de los motivos por los que se efectúa el tratamiento.

- Para «sintonizar», aconsejamos que se permanezca por lo menos durante cinco minutos con los ojos cerrados, relajándonos y vaciando la mente de pensamientos y, a continuación, que nos cojamos de la mano para que la energía de todos se armonice al máximo.

- Después, cada uno se dedicará a una parte del cuerpo de la persona.

- No alarguemos demasiado el tratamiento, pues podríamos cargar de un exceso de energía a la persona tratada.

El tratamiento para los niños

Ofrecerle el Reiki a un niño es siempre algo muy especial. Se puede empezar con toda tranquilidad cuando todavía se encuentra en el seno materno, es decir, durante el embarazo, para continuar después ya desde las primeras horas de vida.

Si se efectúa el tratamiento a la madre durante el embarazo y se concentra en el vientre, automáticamente se proporcionará energía también al niño que está a punto de nacer. La madre sabrá inmediatamente si la energía es suficiente, ya que el pequeño se moverá o mandará señales inequívocas.

Una única, aunque **importantísima advertencia**: después del octavo o, en ocasiones, séptimo mes de embarazo **se debe evitar** detenerse sobre el vientre de la madre, dado que, en algunos casos, existe el riesgo de que el feto se gire y pueda presentar, en tal caso, una posición podálica.

Hemos recogido muchos testimonios de tratamientos realizados con éxito durante el último mes de embarazo, precisamente para corregir la posición errónea del feto.

Ya con el primer nivel se puede tratar con toda tranquilidad a los niños, y no hay nada más simple cuando la misma madre está en posesión del primer o segundo nivel. Puede dar el Reiki con plena seguridad mientras toma en sus brazos a su propio hijo.

El tratamiento para los niños es más breve que un tratamiento normal, y por lo general es el propio niño quien nos hace comprender cuándo debemos terminar o, incluso, si simplemente no quiere.

¡Cuánto malestar se puede evitar a los niños si se empieza tempranamente a tratarlos con el Reiki!

El tratamiento para alimentos, plantas y animales

La energía universal, precisamente por ser universal, no tiene barreras e impregna todo lo creado.

Nosotros, por consiguiente, podemos con el Reiki proporcionar ayuda y amor a nuestros amigos los animales y al mundo vegetal que nos sustenta y nos regala con su propia belleza.

Ayudemos a nuestros amigos ofreciéndoles energía vital universal, ellos sabrán siempre cómo recompensarnos.

El tratamiento para animales y plantas sigue las mismas reglas que el aplicado a las personas.

Por lo que respecta a los animales, ellos saben siempre cuándo es el momento de terminar y cómo comunicárnoslo. En el caso de las plantas no existe un exceso de energía, ya que el mundo vegetal, menos complejo que el reino animal, se regula por sí solo.

También podemos tratar los alimentos que ingerimos, con el propósito de que resulten más fácilmente asimilables y digeribles. Dediquemos unos pocos minutos antes de las comidas o en la cocina, antes de la cocción, y nuestra dieta se verá notablemente beneficiada.

Por otra parte, no nos olvidemos de tratar siempre el agua o los líquidos antes de beberlos, ya que nuestro cuerpo está constituido por agua en su mayor parte: bastará con tener en la mano el recipiente (un vaso o una taza), durante cierto tiempo. También podemos llevarlo a cabo en público sin que nadie se sorprenda. Esto también es válido para los medicamentos que tenemos que ingerir. El Reiki es armonía, por lo que todo cuanto está tratado con él se halla en mayor armonía y «sintoniza» más con nosotros.

Se ha comprobado que sometiendo a tratamiento de Reiki los medicamentos, estos adquieren una mayor eficacia, a la vez que disminuyen los efectos secundarios de los mismos, entre otras cosas.

A este respecto, varios maestros y practicantes en todo el mundo han podido comprobar que el Reiki disminuye, en ocasiones de forma sustancial, los efectos secundarios y nocivos de las terapias realizadas con radiaciones y quimioterapia.

Las infinitas posibilidades del Reiki

Decir que lo que es capaz de hacer el Reiki es ilimitado resultaría, sin duda, algo osado.

Pero, por otra parte, estamos hablando de la energía universal: ¿quiénes somos nosotros para establecer sus límites?

Sin embargo, nuestra mente lógica busca resultados tangibles y, por lo tanto, se tiende a adoptar una prudencia «responsable» ante todo lo que no podemos ver, tocar, oír, oler y saborear.

Como consecuencia de todo ello, valoramos con prudencia todo cuanto ha sido afirmado por distintos maestros sobre ciertos usos del Reiki. Pongamos algunos ejemplos:

- El coche se ha detenido porque la batería se ha descargado: practicando el Reiki a la batería, el automóvil se pone en marcha.

- Nos encontramos en una zona donde es tremendamente difícil aparcar: haciendo Reiki encontramos un lugar donde hacerlo.

- Se descargan las pilas del despertador u otro aparato: haciendo Reiki se cargan de nuevo.

Para obtener resultados hay que tener presente que no se debe descartar nunca nada a priori y que tenemos que experimentar si realmente lo deseamos, sólo entonces dejaremos de sentir la necesidad de creer o no creer.

La mente, y, por lo tanto, el pensamiento humano, tienen mucho poder, por lo que podemos afirmar que el límite de las posibilidades del Reiki reside en nosotros.

Si utilizamos nuestra imaginación, junto con nuestra voluntad y, además, usamos el Reiki, podrán ocurrir cosas que nos sorprenderán a nosotros mismos.

Es cierto que utilizar la energía por motivos fútiles o como un ejercicio de mero poder y provecho personal no es lo mejor que podemos hacer. Y aún menos si se trata de emplearla de manera negativa, es decir, para hacer daño: el Reiki regresa siempre a la persona que lo emite y con fuerza renovada.

Por el contrario, existe algo que no sólo es posible, sino, sin duda, muy útil y acorde con una correcta utilización del Reiki: la «limpieza» y purificación de los ambientes.

Quien posea el segundo nivel puede llevarla a cabo para restaurar un correcto y vital campo energético en los distintos ambientes, tanto en casa como en la oficina o en la habitación destinada a la terapia.

Podemos «limpiar» —es aconsejable hacerlo con regularidad— sobre todo si el local ha sido el escenario de una pelea.

También es aconsejable limpiar la habitación destinada a la terapia entre una sesión y otra.

Esto es un método preventivo que asegura un ambiente energético y confortable a la persona sometida al tratamiento.

El procedimiento es muy simple:

1. Abramos el Reiki con **la compensación del corazón.**

2. Como **motivación**, pidamos **energía de amor y de transformación**, confirmando con el **primer símbolo** lanzado y pronunciado mentalmente tres veces.

3. **Dibujemos en el aire** o lancemos y pronunciemos en voz alta o mentalmente tres veces el **primer símbolo.**

4. **Recorramos** todo el **local en el sentido contrario a las agujas del reloj, reforzando con el primer símbolo** siempre dibujado en el aire o lanzado y pronunciado en voz alta o mentalmente tres veces.

5. Detengámonos en las **esquinas, en las lámparas y bombillas** y dondequiera que sintamos que es necesario, sin dejar de utilizar siempre el primer símbolo dibujado en el aire o lanzado y pronunciado en voz alta o mentalmente tres veces.

6. **Cuando hayamos terminado, demos las gracias** a la energía universal, y a continuación lancemos y pronunciemos mentalmente tres veces **el primer símbolo.**

7. **Alejemos** las manos y cerremos el contacto frotando las manos y soplando sobre ellas.

La enfermedad y la curación

El molinero piensa que sólo crece el trigo
para que funcione su molino.

J. Wolfgang Goethe

La enfermedad

La verdadera enfermedad es la falta de evolución, porque, en efecto, siempre conlleva un cúmulo de desequilibrios, que más tarde desembocan en las distintas enfermedades. Esa es la auténtica enfermedad. Hay que comprender y ampliar la propia conciencia.

Scuola del Cerchio Firenze 77

A lo largo del libro ya hemos tenido la ocasión de hablar sobre la enfermedad y la idea que generalmente tenemos de ella. En resumen, podríamos decir que por un lado está la visión materialista, y por otro la visión holística.

Por un lado decimos: «Me duele el estómago», intentamos que nos lo «arreglen», y ahí termina todo; por otro lado decimos: «Me duele el estómago», nos preguntamos «¿cuál es nuestra actitud equivocada que lo origina?», y nos empeñamos en esclarecer y eliminar la causa, además de pedir ayuda para que se nos cure la parte física afectada. Es decir, por un lado alguien nos cura, por otro alguien nos proporciona los instrumentos para que podamos curarnos.

Por un lado la causa de la enfermedad es siempre externa a nosotros mismos, por otro sabemos que somos nosotros quienes hemos permitido que la enfermedad se instaure en nuestro organismo.

Por un lado contemplamos la enfermedad que sufrimos con horror, desesperación y, a menudo, con una sensación de fatalismo; por otro, si bien evidentemente no nos encontramos felices y contentos, intentamos comprender su significado, entender cuál es la lección que debemos aprender, qué hemos descuidado en nuestro aspecto evolutivo, e intentamos vivirla, en lo posible, como un momento de crecimiento, no como un castigo a quién sabe qué culpa, dictado por un dios o un destino crueles.

Estas son, en síntesis, las dos caras de un mismo problema.

Es cierto que no resulta fácil acostumbrarnos a pensar desde un punto de vista holístico, sobre todo teniendo en cuenta la educación recibida y la sociedad en que vivimos, que todavía se mueve según una concepción del mundo muy mecanicista.

Pero, ¿qué importa? Digamos, una vez más, que depende de cada uno de nosotros pensar y actuar según el propio pensamiento y saber rebelarse contra los esquemas establecidos.

La función del dolor:
Enunciando la verdad según la cual la conciencia es fruto de la libertad hemos enunciado el principio según el cual es necesario que el hombre conozca el dolor para la formación de su conciencia.
Dado que el objeto de la evolución es, para el hombre, su nacimiento espiritual, no es necesario que nos detengamos demasiado en el tema para comprender que se encuentra en el desarrollo mismo de la evolución cósmica la necesidad, para el hombre, de conocer las dos fuerzas que intervienen, de conocer los dos extremos, los dos opuestos, para que en este juego de fuerzas pueda nacer, pueda constituirse, pueda formarse su conciencia.
A quien os pregunte por qué el hombre debe conocer el dolor, le responderéis que el hombre debe conocerlo todo, y en la totalidad existe también el dolor, y sin su conocimiento el hombre no podrá nunca alcanzar su meta predestinada.
No os detengáis en una visión limitada de cuanto existe: id más allá. Que vuestro pensamiento os empuje siempre adelante en la concepción de la verdad, en la intuición de la realidad, ¡siempre adelante!

SCUOLA DEL CERCHIO FIRENZE 77

La visión holística constituye, ante todo, una excelente medicina preventiva.
¿Lo dudáis?
Intentemos entonces considerar juntos el ejemplo siguiente:
Nuestro amigo Dagoberto, cansado de enfermar continuamente, decide un día intentar reflexionar sobre algunos conceptos de los que ha oído hablar.
Abandonando los viejos esquemas, una hermosa mañana empieza a pensar que es él mismo el directo responsable de los propios achaques. Se concentra en dicho pensamiento con determinación, y como consecuencia directa surgen una constatación y una pregunta: «Si soy el directo responsable de mis achaques, ¿cómo he conseguido sufrir tantos?» y, también: «¿Qué puedo hacer para estar un poco menos enfermo?».
Estudia, se informa, pide consejo y realiza un examen completo de su ser.
Aprende que se encuentra en posesión de un cuerpo energético, que enferma antes que el cuerpo físico, que sus pensamientos y sus emociones están cargados de una gran energía que puede influir positiva o negativamente en la parte energética de sí mismo, que forma un todo con cuanto le rodea, personas, animales y cosas, y que recibe a cambio todo cuanto él mismo dirige energéticamente hacia el exterior.
Sin embargo, no sabe por dónde empezar, ya que son demasiadas cosas nuevas y se encuentra algo confuso, por lo que decide relajarse y dejar que transcurra el tiempo para poder asimilarlo todo.
En efecto, a la mañana siguiente, más tranquilo, decide empezar observando con atención lo que le ocurrirá durante la jornada.
Llega a la oficina y se concentra en el trabajo, dejando una pequeña parte de su mente en observación constante y atenta.
Al mediodía siente un ligero dolor de cabeza que aparece con frecuencia cuando trabaja y que lo obliga, en ocasiones, a tomar la baja y a permanecer en casa.
En lugar de tomar el analgésico de siempre (que le alivia el dolor de cabeza pero le

ocasiona ardores de estómago que le hacen tomar otra pastilla, que cura los ardores de estómago pero que últimamente le quita apetito y, sobre todo, le ocasiona digestiones difíciles, por lo que se ve obligado a tomar otra pastilla para digerir que, desgraciadamente…) pide que se le permita salir antes y se va a dar un paseo para poder pensar con tranquilidad.

Repasa mentalmente cómo ha ido la mañana y se da cuenta de que, en el fondo, no ha trabajado tanto como para encontrarse estresado, y que lo único que le ha ocurrido ha sido, por desgracia, tener que oír los eternos reproches de su jefe.

En ese momento, cae en la cuenta de que también en otras ocasiones el dolor de cabeza ha llegado tras un enfrentamiento con su jefe.

Lo que primero piensa es: «¡Entonces el culpable de que me duela la cabeza es mi jefe!».

Después reflexiona sobre todas las cosas nuevas que ha aprendido y se le ocurre una segunda idea: «¿Por qué se enfada mi jefe? Obviamente, es antipático y está siempre enfadado con casi todo el mundo, pero (he aquí una valiente demostración de sinceridad consigo mismo) a menudo llevo el trabajo atrasado y, últimamente, cometo algunos errores. En realidad, no estoy satisfecho con cuanto hago y con cómo lo hago».

Y continúa recapacitando: «Si debo creer cuanto he aprendido, yo soy el auténtico culpable de mi dolor de cabeza». La idea no le gusta demasiado, porque hace que se sienta un poco estúpido, y tampoco al ego de Dagoberto le agrada en absoluto sentirse de esa manera.

Pero lo cierto es que está muy convencido de llegar hasta el final, y no se da por vencido, si bien el dolor de cabeza ha ido en aumento. Decide, por lo tanto, comprobar lo que hay de verdad en lo que ha leído y le han contado.

En realidad es un poco escéptico, pero se arma de valor, resiste el dolor de cabeza y, por una cuestión de principios, sigue con su actividad diaria.

Al día siguiente, descansado y en forma tras haber dormido bien, se va a la oficina, esforzándose (aunque sea por probar) por trabajar a conciencia, así como por mostrar una sonrisa (que nunca viene mal).

Se siente algo incómodo, porque una vocecita (que conoce a la perfección) le repite una y otra vez que está manteniendo un comportamiento contrario a sus principios, le pone de manifiesto lo poco que le gusta ese trabajo, le obliga a preguntarse lo que pensarán sus colegas de este cambio repentino, le revelará lo absurdo de su expresión, con la sonrisa en los labios, y así una cosa tras otra.

Dagoberto no se deja intimidar y continúa con su experimento. No ceja en su empeño durante tres días, y al cuarto se da cuenta de que el dolor de cabeza aún no ha aparecido. Es entonces cuando empieza a pensar que en todas esas cosas nuevas alguna verdad debe haber, y que había sido precisamente él el que había ocasionado, con su comportamiento, todos los dolores de cabeza.

Consideremos dos aspectos.

El primero es que nuestro amigo Dagoberto en realidad se provocaba los dolores de cabeza para contar con una coartada que le permitiera no acudir a la oficina a realizar un trabajo que no le satisfacía en absoluto.

El segundo es que con su comportamiento provocaba una reacción en su jefe que constituía la excusa para la aparición del dolor de cabeza.

Si sólo tenemos en cuenta el segundo aspecto, habremos recorrido únicamente la mitad del camino y habremos permanecido, una vez más, en la superficie.

Sólo si llegamos a la verdadera causa del problema podremos establecer el proceso de curación natural, porque habremos ido a «ver» un viejo esquema de comportamiento y lo habremos eliminado.

El caso de Dagoberto se repite miles y miles de veces en la vida de cada uno de nosotros, con modalidades distintas y, a menudo, mucho más complejas, y hace que nos preguntemos: «¿interactúo realmente conmigo mismo, o no?».

La curación

El proceso de cura es como una carrera en la que vencer depende únicamente de nosotros.

Como en el caso de la enfermedad, también la curación puede considerarse desde dos aspectos: uno físico y otro holístico.

El primero responde a lo que hemos sido acostumbrados a pensar desde niños: una visión materialista o mecánica según la cual una parte de nuestro cuerpo que ya no funciona vuelve a desempeñar su actividad gracias exclusivamente a una intervención externa (operación o medicamento).

Al haber sido eliminados los síntomas, nos consideramos curados y en perfecto estado, a no ser que aparezcan nuevos síntomas.

El aspecto holístico, en cambio, considera la enfermedad, ante todo, como algo que no tiene un fin en sí misma, sino que posee una causa profunda que hay que buscar en nuestro ser completo.

En efecto, se concibe la curación como la eliminación de la causa, no sólo de los síntomas. Obviamente, esto significa curar tanto la parte espiritual como la física, inscribiéndose en un marco mucho más amplio y completo.

A la curación holística se le llama también «curación natural», es decir, curación en sintonía con la totalidad de nuestro ser.

Todos queremos «curarnos». Queremos curarnos de todo, de la enfermedad, de las costumbres, de los vicios. En definitiva, de todo cuanto nos molesta o no responde a los esquemas aprendidos.

Esto es, al menos, lo que nosotros creemos a un nivel de conciencia.

La realidad es, con frecuencia, muy distinta, porque inconscientemente no siempre deseamos lo mismo.

En ocasiones nuestro inconsciente se sirve de la enfermedad, de la costumbre o del vicio para obtener otras cosas que considera primarias.

Así, ocurre que, a pesar de que a un nivel consciente pensemos que queremos curarnos, la curación no se da.

En este caso puede ocurrir una infinidad de cosas, hasta el punto de desconcertar tanto a los médicos como a nosotros mismos: síntomas que aparecen y desaparecen, medicamentos que, repentinamente, ya no surten efecto y toda una serie interminable y extraordinariamente creativa de «extrañezas».

En realidad, en nuestro inconsciente más profundo nosotros no queremos saber nada de una curación, por lo menos de momento. Si este punto suscita cierto escepticismo, bastará con pensar en cuántas veces hemos caído inconscientemente en una antigua costumbre que habríamos querido eliminar: ¡sin duda, nos ha ocurrido a todos!

Todo esto nos obliga a plantearnos una consideración esencial que, por otra parte, ya hemos manifestado, pero que resulta importante recordar, es decir, que *no es el médico o el terapeuta quien nos cura: ¡somos nosotros quienes nos curamos!*

En ocasiones por nuestra cuenta, aunque mucho más a menudo con la ayuda del médico o del terapeuta.

Respondiendo a la concepción mecanicista del universo y de nosotros mismos, con demasiada frecuencia acudimos al médico diciendo: «Doctor, cúreme usted» y, si bien no lo decimos, esperamos que lo haga.

Con estas palabras, confiamos a otra persona (aunque se trate de un médico, que en nuestra sociedad desempeña esta función) una de las armas de crecimiento más importantes de que disponemos y, en consecuencia, abdicamos, «nos damos por vencidos» y dentro de nosotros mismos estamos ya casi preparados, en caso de enfermedad grave, para sucumbir ante lo inevitable.

¡Y no sólo eso!

Cargamos al médico con una responsabilidad que supera con creces sus posibilidades.

Parafraseando el famoso dicho del mundo de la política, según el cual «cada pueblo tiene los gobernantes que se merece», podríamos decir que «cada pueblo tiene los médicos que se merece». Sí, porque son los mismos «pacientes» (qué fea palabra, aunque llena de significado) los que contribuyen a crear el tipo de terapia médica pasiva que tenemos con nuestra manera de pedir la curación.

Intentemos acudir a nuestro médico (que, sin duda, es un excelente médico), y digámosle: «Doctor, ¿puede ayudarme a curar, pero también a comprender mi enfermedad?».

Y esto, obviamente, resulta también válido en el caso del terapeuta energético que, como el médico, no «cura» a nadie, sino que proporciona al máximo, con competencia y amor, los medios energéticos para la curación natural.

Hagamos la prueba. Tomemos, en la práctica, las riendas de nuestra curación, y dejemos de pedirla a los demás. Ciertamente, no es tarea fácil.

Sin duda, es más sencillo y cómodo atenerse a los esquemas a los que estamos acostumbrados porque, entre otras cosas, así seguimos la corriente y no nos enfrentamos a hábitos y costumbres sociales ya consolidados.

Por otro lado, reflexionemos sobre esta disyuntiva: «Prefiero vivir mi vida cómodamente, sin plantearme demasiadas preguntas, sin interactuar conmigo mismo, dejándome llevar cuanto pueda por la corriente, o, por el contrario, quiero estar completa y conscientemente "vivo", ser lo suficientemente valiente como para mirar dentro de mí, no quedarme satisfecho con lo que ya es costumbre, sino comprobar, experimentar y lentamente ser cada vez más consciente de mi totalidad y del lugar que ocupo en el universo».

Dado que estáis leyendo este libro, es muy posible que poseáis una gran curiosidad al respecto y que estéis interesados en conocer vuestro ser en profundidad.

No será fácil ni sencillo, pero lo importante es empezar, aunque sea con pequeños detalles, con una pequeña actitud nueva: el resto llegará por sí solo.

A medida que caminéis a lo largo del «sendero» (así lo han llamado los investigadores espirituales), descubriréis en vosotros maravillosos dones y, sobre todo, seréis conscientes de vuestra continua curación natural.

Y recordad lo siguiente:

… lo que la larva
llama el fin del mundo,
el maestro lo llama
una mariposa.

RICHARD BACH

La curación del planeta

Siguiendo un acuerdo tácito, quienes han adquirido un nivel avanzado se reúnen habitualmente para proporcionar Reiki al planeta.

Esto ocurre cada domingo a las 18 h, hora local.

Es una cita que dura alrededor de quince minutos durante los cuales desde todo el mundo se envía energía a la Tierra.

Nuestra madre Tierra, de la que, queramos o no, todos dependemos para nuestra supervivencia, es vista por la mayoría de las personas como si se tratara de un cuerno de la abundancia del que se puede obtener de todo, ¡y más todavía!, ¡como si se tratara de un gigantesco estercolero donde arrojar nuestros desechos!

Como si fuera una madre a la que se le puede pedir todo, a la que se le puede hacer de todo porque, como toda madre que se considere como tal, nos amará eternamente y nunca nos traicionará.

En los albores de la humanidad, además de albergar mucho más respeto por la naturaleza y de tener un concepto más sagrado de ella, no provocó grandes daños: quizá porque eran sólo pequeñas comunidades nómadas diseminadas por todo el planeta y no disponían de la tecnología actual.

Más tarde, con la llegada de la industrialización y los avances tecnológicos, el hombre empezó a explotar sin reparo alguno el planeta, provocando alteraciones en el ecosistema, algunas de las cuales son, desgraciadamente, irreparables.

Esta explotación todavía continúa hoy, si bien la humanidad empieza a tomar conciencia sobre la importancia de cuidar el medio ambiente.

Con el advenimiento de la nueva era, o era de Acuario, en la que acabamos de entrar, la humanidad debería pasar de un tercer chakra colectivo, el chakra del poder, al cuarto chakra, el del corazón.

Ciertamente, no es ni será un tránsito rápido y fácil para todos, pero quien tenga su conocimiento necesario podrá hacer mucho por acelerar este proceso.

Pongámonos cómodos, mejor si estamos en grupo. Es una buena ocasión para estar juntos.

PRIMER NIVEL
PROCEDIMIENTO

1. **Pongámonos cómodos**, para no tener que movernos durante todo el tratamiento.

2. **Empecemos con la compensación del corazón** y con la abertura de las manos frente a nosotros, una tras otra.

3. **Creemos, con nuestra imaginación, una burbuja** frente a nosotros y **visualicemos** el planeta Tierra con toda su carga vital en el interior de esta.

4. **Coloquemos las manos a los lados de la burbuja.**

5. **Imaginemos** que enviamos energía de luz y de curación natural al planeta como entidad y a todo cuanto vive en él.

6. **Cuando consideremos que hemos terminado**, descansemos durante un par de minutos, dejando que la energía discurra espontáneamente.

7. **Demos las gracias mentalmente a la energía universal.**

8. **Cerremos el contacto** frotando las manos y soplando sobre ellas.

SEGUNDO NIVEL
PROCEDIMIENTO

1. **Pongámonos cómodos** para no tener que movernos durante todo el tratamiento.

2. **Empecemos con la compensación del corazón** y con la abertura de las manos frente a nosotros, una tras otra.

3. **Creemos, con nuestra imaginación, una burbuja** frente a nosotros y visualicemos el planeta Tierra con toda su carga vital en el interior de la misma.

4. **Dibujemos en el aire o lancemos** y pronunciemos en voz alta o mentalmente tres veces el **tercer símbolo**.

5. **Dibujemos en el aire o lancemos** y pronunciemos en voz alta o mentalmente tres veces el **primer símbolo**.

6. **Coloquemos las manos idealmente a los lados de la burbuja.**

7. **Pongamos de manifiesto el motivo** por el que estamos realizando el tratamiento. En este caso su objetivo será la curación natural del planeta como entidad, y de todo cuanto vive en él. **Reafirmémoslo** todo con el **primer símbolo** dibujado en el aire o lanzado y pronunciado en voz alta o mentalmente tres veces.

8. **Reforcemos constantemente el envío de la energía con el primer símbolo**, siempre dibujado en el aire o lanzado y pronunciado tres veces en voz alta o mentalmente.

9. **Cuando consideremos que hemos terminado**, descansemos durante un par de minutos, dejando que la energía fluya espontáneamente.

10. **Demos las gracias mentalmente a la energía universal**, y a continuación dibujemos en el aire o lancemos y pronunciemos en voz alta o mentalmente tres veces el **primer símbolo**.

11. **Cerremos el contacto** frotando las manos y soplando sobre ellas.

Si un domingo estamos ocupados, por medio del segundo nivel tenemos la oportunidad de programar. Deberemos, en este caso, llevar a cabo el procedimiento descrito en el apartado «El tratamiento a distancia».

El Reiki, el médico y las medicinas

Empezaremos este punto con una buena noticia: hoy en día cada vez más médicos en el mundo se convierten en canales Reiki, y esto está empezando a ocurrir también en España. Es el momento de clarificar un punto muy delicado.

Las terapias energéticas, entre las que se cuenta el Reiki, no están en absoluto reñidas con la medicina tradicional.

Ninguna terapia energética puede sustituir la medicina, y ninguna medicina puede sustituir la terapia energética.

Ambas pueden coexistir y complementarse.

De esta forma, ningún terapeuta energético puede ocupar el lugar del médico, como, por otro lado, ningún médico puede ocupar el lugar del terapeuta energético, salvo en el caso que él mismo lo sea.

La medicina alopática ha hecho progresos fantásticos en relación el conocimiento de nuestro cuerpo físico y de su funcionamiento, y ha contribuido extraordinariamente a prolongar los promedios de esperanza de vida humana, así como a permitir que nuestra vida goce de la máxima salud en su transcurso terrenal.

Esta es una realidad que no debe ser ignorada por nadie.

Nuestro sistema sanitario, si bien con algunas carencias, ha adquirido unas mejoras muy notables. Tampoco esto debe ser negado.

En este sentido, el hecho de que nuestros médicos se cuentan entre los mejores y los más preparados del mundo. Resulta, igualmente, una evidencia.

Si es así, ¿dónde está el problema? Porque el problema existe; y este parece ser el mismo de siempre, del que hemos hablado ya sobradamente, es decir, el punto de vista mecanicista que todavía impera, desgraciadamente, en la mayoría de los médicos y también oficialmente.

Es como si la medicina no hubiera aceptado de forma oficial a Einstein y todo cuanto ha significado el desarrollo de sus teorías.

No pretendemos extraer conclusiones o emitir juicios: dejemos que cada uno sea libre de formarse su propia opinión sobre el tema. Sólo podemos esperar que la visión holística se extienda lo antes posible, y que la terapia energética y, en particular, el Reiki, pueda interactuar cada vez más con la medicina tradicional para la tutela y el crecimiento de la persona en cuanto «ser», y no en cuanto «paciente».

Las principales enfermedades en correlación con las posibles causas emotivas

En las páginas siguientes proporcionamos un esquema de comparación en que a las enfermedades y/o los síntomas se acompañan, a título indicativo, de algunos estados emocionales o mentales que pueden constituir el posible punto de referencia energético del estado de desequilibrio.

Además, se indican también los chakras a los que están vinculados.

Las notas amplían los conceptos o añaden algunas consideraciones.

El orden alfabético agiliza su consulta.

Este esquema no pretende ser una guía a la curación de las enfermedades, sino únicamente un punto de referencia y una ayuda en la búsqueda de su posible motivación.

TABLA DE COMPARACIÓN ENTRE EL DESEQUILIBRIO FÍSICO Y EL DESEQUILIBRIO ENERGÉTICO

Síntoma físico	Posible causa[1]	Chakras	Notas
aborto (amenaza de)	miedo a vivir	1.	miedo y rechazo a lo que pueda reservar el futuro
accidentes y traumas (en general)	dudas acerca de nosotros y nuestra actuación, falta de estima	4.	¿dónde no queremos ir? ¿qué no queremos hacer? ¿qué problema hemos intentado evitar?; además, los chakras relativos al problema no afrontado
acné	conflicto interior,	1. 4.	
alcoholismo	sentimiento de culpa y de incapacidad	1. 4.	dificultad para aceptarse y quererse a sí mismo
alergias	aislamiento, inflexibilidad, defensa	5. 6.	además, se ve afectado el chakra responsable de la zona física donde se manifiesta la alergia
amenorrea	*shock* emocional, fragilidad, rigidez, rechazo	2.	conflictos con el propio yo, castigo inconsciente
amor propio (falta de)	resistencia a las lecciones de la vida	3. 4.	
anemia	incredulidad, tristeza, miedo a vivir	1. 3. 4. 6.	miedo a vivir en el mundo material, falta de fuerza y dinamismo, escasa confianza en las propias capacidades

[1] *Se puede tratar de causas emocionales y/o mentales.*

Síntoma físico	Posible causa	Chakras	Notas
angina (garganta)	incapacidad de pedir, dificultad de aceptación, sentimientos reprimidos	4. 5.	convencimiento de no ser capaz de hacer valer el propio yo, falta de voluntad para pedir y aceptar, miedo al fracaso
angina de pecho	miedo, sentimientos bloqueados	4. 5.	ego separado del amor a la vida, bloqueo de sentimientos, miedo, deseo de potencia
anorexia	confusión, fuga, renuncia, negación del yo, miedo	2. 3. 4.	inseguridad, odio y rechazo de lo que se es y de cómo se es
ansia	inseguridad, desaprobación de uno mismo, falta de confianza en la vida	3. 4.	
arterioesclerosis	juicio excesivo, aislamiento, mezquindad	3. 4.	resistencia a ver/aceptar las circunstancias de la vida con amor
artritis	rigidez, testarudez, agresividad reprimida, carencia de amor	3. 4. 5.	presunta falta de amor por parte de los demás, rigidez y poca autoestima
asma	falta de espacio, incapacidad de dar amor	4. 5.	búsqueda de libertad miedo a dar y agresividad
balbuceo	inseguridad problemas con la autoridad	5.	incapacidad de expresión del yo
bazo (problemas en el)	dificultad de aceptación, dependencia, inseguridad	2. 3.	

Síntoma físico	Posible causa	Chakras	Notas
borsite	ira reprimida, falta de espontaneidad	2. 4.	
bronquitis	conflictos, rabia, discrepancias familiares y del propio ambiente	4.	
bulimia	miedo a una pérdida grave, carencia de aceptación	3. 4. 5.	falta de autoestima, necesidad de vida, alimento y amor
cabeza (dolor de)	intransigencia, frustración oculta, autocrítica	3. 6. 1. 7.	
cáncer	alejamiento de la globalidad de la vida, acumulación de odio, gran dolor, heridas profundas	3. 4. 5.	además, los chakras correspondientes a donde se manifiesta la enfermedad
cabello (problemas del)	poca capacidad de decisión, falta de libertad, debilidad	3. 6. 7.	
calambres	tensiones, temores, necesidad de liberación	2. 3.	falta de relajación, sentimiento de posesión
cataratas	indiferencia, inseguridad	6. 7.	dificultad para ver el propio futuro
ciática	rigidez, conflicto, miedo por el futuro o el dinero	1. 2.	
circulación (problemas de)	disgustos, falta de alegría	4.	dificultad para expresar las emociones de forma positiva

Síntoma físico	Posible causa	Chakras	Notas
cistitis	aislamiento, inseguridad, excesiva preocupación por las cosas, ira	1. 2.	miedo a liberarse de viejos esquemas
cólicos biliares	envidia, celos, rabia, orgullo	3. 4.	dificultad para afrontar los problemas con paciencia
cólicos renales	frustración, resentimiento	1. 2.	dificultad para olvidar y perdonar
corazón (problemas en general)	falta de alegría, antiguos problemas emotivos, estrés y tensiones	4.	además, los chakras relativos a los traumas emotivos sufridos
cutis sensible	sensibilidad, excesiva o carente	1. 5.	problemas para delimitar el área de lo físico
depresión (en general)	sentimiento de culpa por la ira y la agresividad expresadas, huida de las responsabilidades, rechazo a entrar en algo nuevo	varios	en general el 3. y 4. o el chakra relativo al problema
diabetes	incapacidad para dar y aceptar amor junto con el fuerte deseo de tenerlo, añoranza por lo que no ha ocurrido	3. 4.	
diarrea	miedo en general, rechazo, no aceptación y necesidad de abandonar viejos y nuevos problemas	1. 2.	
dientes (problemas en los)	cambios, dificultad en decidir	5.	falta de paz, sensación de vacío

Síntoma físico	Posible causa	Chakras	Notas
dismenorrea	vulnerabilidad, necesidad de amor	2.	
dispepsia	rabia, temores existenciales, sentimiento de desprotección	3.	
dolores lumbares	rigidez, miedo por el futuro y el dinero, sentimiento de inferioridad y de falta de idoneidad	2. 4. 5.	
enfisema	necesidad de libertad, miedo a vivir, falta de amor hacia uno mismo, no aceptación	4. 5.	
epilepsia	vacío, necesidad de amor, sentimiento de persecución y de lucha, rechazo a la vida	7. 4.	necesidad de amor, luz y armonía
equimosis	insatisfacción, sentimiento de inferioridad	3. 4.	deseo de autocastigo
esclerosis múltiple	voluntad férrea e inflexible, temor a no poderlo controlar todo y a todos, dureza de corazón	4.	además, el resto de los chakras

Síntoma físico	Posible causa	Chakras	Notas
esterilidad	dificultad con la parte material, miedo a la responsabilidad, falta de honestidad con uno mismo	1. 2. 3.	
fiebre alta	cólera, irritación, histeria	1. 7.	además, los chakras relacionados con los órganos enfermos
frigidez	temor a los propios deseos y pasiones sexuales, no aceptación, miedo a la extroversión	2.	
garganta (dolor en la)	dificultad de comunicación, dificultad de comunicación para ayudarse a uno mismo, dificultad o rechazo a recibir	5.	
gastritis	agresividad contenida	3.	
gota	impaciencia, ira, hostilidad	2. 3. 4.	
halitosis	malevolencia, venganza, desórdenes verbales	4. 5.	
hemorroides	rechazo, miedo, ira	1.	problemas con los aspectos materiales y cotidianos, sentimiento de opresión, problemas con la falta de tiempo

Síntoma físico	Posible causa	Chakras	Notas
hernias	estrés, confusión, tensiones, exceso de responsabilidad	2. 3.	
hígado	implicación excesiva, ira, rabia	3.	
ictericia	juicio excesivo, tormento, intolerancia, amargura	3. 4.	
impotencia	miedo a perder el control, incapacidad para dar, presiones o tensiones sexuales	1. 2. 4.	
incontinencia	fuertes emociones, estrés psíquico	1. 2.	control de las emociones por miedo a la extroversión
infecciones	conflicto no resuelto, incapacidad de decidir, miedo, ira	6.	además, los chakras relativos a la zona física afectada por la infección
inflamación del laberinto	falta de paz interior	6. 4.	
inflamaciones (en general)	resistencia a las lecciones de la vida, miedo	4.	además, los chakras relativos a la zona física afectada
laringitis	introversión, problemas con la autoridad, insatisfacción	5.	

Síntoma físico	Posible causa	Chakras	Notas
lesiones	ira, sentimiento de culpa	2.	
letargo	dificultad de integración con la parte material	1. 6.	
leucemia	rechazo extremo y rápido a la vida, inseguridad, viejas barreras insuperables, falta de alegría	1. 3. 4. 6.	
miopía	timidez, inseguridad	6. 7.	
náusea	acumulación de impulsos, necesidad de liberación, confusión	3.	
neuralgia	necesidad/dificultad de perdonar, sufrimiento	6.	
obesidad	necesidad de protección, miedo a las emociones	2.	
osteoporosis	carencia de flexibilidad	3. 5.	
otitis	necesidad de evasión y confusión excesiva	4. 6.	
palpitaciones	problemas con la emotividad	4.	
pancreatitis	ira, frustración, conflictos, ausencia de afecto	3. 4.	

Síntoma físico	Posible causa	Chakras	Notas
parestesia	conflictos con uno mismo y con los demás, rechazo a seguir adelante	1. 2. 4.	
picor	deseos insatisfechos, rabia, remordimiento, nostalgia	2. 4. 6.	
piel (problemas de la)	problemas con los demás	5.	además, los chakras relativos a la zona física afectada
piernas (dolor en las)	falta de motivación y de ganas de seguir adelante	1.	
pies cansados y débiles	dificultad con la parte material, inseguridad respecto al futuro	1.	¿dónde no queremos ir?
presión alta	inflexibilidad, estrés, aislamiento, rechazo a enfrentarse y a resolver uno o más antiguos problemas	4.	además, los chakras relativos a las antiguas problemáticas no resueltas
presión baja	falta de estabilidad, debilidad psicológica, falta de aceptación, problemas relacionados con la infancia	1. 4.	
próstata	miedo, pesimismo, sentimiento de culpa	1. 4.	

Síntoma físico	Posible causa	Chakras	Notas
pulmones (problemas en los)	problemas con el espacio y con la capacidad de asimilar las circunstancias de la vida, depresión, dolor, desesperación	4.	
quemaduras	cólera, insatisfacción, necesidad de amor	2. 4.	
quistes	problemas de crecimiento interior, esquemas desfasados, traumas	6.	falso crecimiento, complacencia en viejos esquemas o traumas, se ve afectado el chakra responsable de la zona física donde se manifiesta el quiste
quistes ováricos	soledad, rabia, heridas sufridas	2.	
retención hídrica	falta de sabiduría, dificultad para librarse de los viejos esquemas de pensamiento aprendidos, miedo a la extroversión	2. 3.	
reumatismos crónicos	rabia, amargura, frustración, victimismo, antiguas carencias afectivas	3. 4.	además, los chakras relativos a la zona física afectada
SIDA	amor reprimido, negación del yo, sentimiento de culpa, área sexual	3. 4.	

Síntoma físico	Posible causa	Chakras	Notas
sinusitis	conflicto con una persona cercana, dependencia	4. 6.	búsqueda de armonía
sordera	rechazo, aislamiento, falta de comprensión, testarudez	1. 4. 6.	
tiroides	falta de integridad, introversión, insatisfacción	2. 5.	
tos	melancolía, conflictos agudos, agitación	4.	
trismo facial	control excesivo, rigidez, fuerte dificultad para expresarse y comunicarse	5.	
úlcera duodenal	agresividad dirigida al interior, problemas con el poder	3.	
vejiga de la hiel	rabia, amargura, agresividad	3.	
vértigo	desequilibrios, problemas con la infancia	6.	
vómito	rechazo violento, necesidad de libertad, miedo	2. 3.	

Ser practicantes de Reiki

Hay personas que sabiendo
lo que les puede ser provechoso en esta Tierra y en el más allá,
actúan sólo pensando en su propio bien;
sin embargo, es difícil encontrar en esta Tierra o en el paraíso,
a alguien que se preocupe por el bien del mundo.

ASVAGHOSA

Cuando parezca que el Reiki no produce resultados

El Reiki no es una panacea universal.
Si nosotros consideramos que el Reiki lo puede curar todo, ¡no hemos entendido nada en absoluto!
Ante todo, como ya hemos dicho en diversas ocasiones, *nada ni nadie cura, nada ni nadie,* sino que la energía es un medio, un instrumento que ayuda a las personas a alcanzar la propia curación. Así, nos tendremos que enfrentar a veces a lo que consideraremos un fracaso, es decir, a aquellos momentos en los que *parece* que el Reiki no produce resultados. De momento dividamos en dos grupos a las personas que se someten a un tratamiento de Reiki:

a) quienes aceptan la existencia de la energía Reiki, ya la conocen y, por lo tanto, creen en ella, aunque por medio de la experiencia directa;

b) quienes, por el contrario, son profundamente escépticos o comparan el Reiki a una medicina sintomática.

Tanto en el caso de unos como de otros estamos hablando de «parece», por lo que no podemos tener la seguridad de que no haya habido un resultado. En efecto, el resultado podría llegar más tarde o en un área espiritualmente más elevada, es decir, en el área de la causa, que no siempre es fácilmente identificable, o bien, simplemente, podría darse la necesidad de efectuar más tratamientos. Puede ocurrir asimismo que la persona haya utilizado la energía Reiki para otros fines, dado que, por lo que se refiera al área que ha sido específicamente tratada, ha decidido, al menos de momento, no curarse, elección que puede responder a razones vinculadas con el inconsciente.
Por lo que respecta a las personas del tipo «b», es más fácil que se de un presunto fracaso. Esto puede ser debido, teniendo en cuenta que lo dicho hasta ahora es también válido en este caso, a otros motivos, entre los que destacamos una cerrazón a priori: no querer admitir la existencia de algo que acabaría con «cómodas» convicciones, esperarse la remisión inmediata del síntoma, etc.

Con este tipo de personas esto puede ocurrir a menudo porque han sido convencidas o exhortadas a someterse a una sesión de Reiki. En estas condiciones, es poco conveniente realizar la sesión, ya que no existe nada menos sabio y menos honesto que obligar a una persona a hacer algo de lo que no está convencida. Precisamente, el hecho de forzar la conducta de estas personas, provoca en ellas un estado instintivo de defensa que puede producir un efecto de rechazo de la energía.

De todos modos, es importante recordar que, si como practicantes de Reiki nos esperamos cierto resultado, es muy probable que hayamos entrado en nuestro «poder» y que estemos ejercitando nuestra voluntad para obtener la curación de nuestros semejantes. Nosotros no curamos a nadie, únicamente somos los canales a través de los cuales la energía se transmite.

La persona tratada utilizará la energía para la curación natural de cada individuo. Además, esta manera de ver las cosas, que constituye el único modo correcto de ser practicantes de Reiki, os librará precisamente de los fracasos, latentes o manifiestos.

Poco importa dónde estés y qué hagas
YO ESTOY siempre contigo.
Pero si no eres íntimamente consciente de ello,
puedes atravesar la vida como un ciego,
ajeno a las maravillas
y a las bellezas que te rodean,
a tientas en la oscuridad, buscando
tu camino.
Cuando realmente eres consciente,
tienes ojos para ver
y oídos para entender,
y todas las pequeñas cosas de la vida
adquieren un nuevo y más profundo significado.
No das nada por hecho,

sino que percibes un objetivo y un programa
detrás de todo cuanto ocurre en tu
vida, y encuentras alegría
y elevación auténticas en todo lo
que te sucede.
Ves con los ojos del Espíritu,
entiendes las cosas que realmente
son importantes en la vida,
y la existencia se desborda de alegría
y felicidad.
Empiezas a darte cuenta de que nada
de lo que ocurre es casual,
reconoces en todo lugar mi mano,
y tu corazón se llena de amor y de gratitud.

EILEEN CADDY

Las sensaciones de restitución

En este punto, además de referirnos a experiencias personales y de numerosos practicantes de Reiki, nos proponemos responder a las muchas preguntas que nos han sido formuladas.

Al principio, es decir, cuando se ha conseguido el primer nivel, ocurre que, realizando los primeros tratamientos, se perciben sensaciones de restitución, es decir, se «siente» algo que no tiene relación con nosotros, sino que pertenece a la persona que estamos tratando.

A medida que aumenta nuestra experiencia, se produce en nosotros una evolución. Nos volvemos más receptivos y, por lo tanto, más sensibles, y con el aumento de nuestras percepciones empezamos a experimentar sensaciones que nos causan perplejidad o incluso nos preocupan.

Ante todo, sea lo que sea lo que advirtamos, no nos asustemos: ¡no hay ningún motivo para ello!

El Reiki no es nunca nocivo, ni para la persona que lo recibe ni, menos aún, para el practicante que lo transmite.

Las sensaciones que pueden llegar a experimentarse son de muy diversa índole:

— calor y frío más o menos intensos, vibraciones más o menos fuertes, hormigueo o picor en las manos;
— sensaciones de molestia o de dolor (en general poco fuertes y, en cualquier caso, pasajeras) en el cuerpo;
— visualizaciones simbólicas o materializadas de lo que le ocurre a la persona tratada;
— «comunicaciones» repentinas sobre lo que debe hacerse o sobre el estado de determinados órganos del sujeto tratado, y así sucesivamente.

No existe una norma fija, ya que cada uno de nosotros tiene su manera única y específica de percibir las cosas.

Así, es normal que con el tiempo empecemos a experimentar estas u otras sensaciones especiales durante una sesión. Recordemos únicamente que debemos anotarlas, comparándolas, cada vez, con los síntomas correspondientes declarados por la persona. De este modo crearemos un sistema personal de diagnosis energética muy eficaz.

Pongamos un ejemplo.

Durante una sesión, sentimos, de improviso, como si nos estuvieran pinchando con pequeñas agujas en la palma de la mano izquierda.

En aquel momento nuestra mano se encuentra sobre el brazo del sujeto. Tomemos nota de ello mentalmente y acordémonos de preguntarle, al finalizar el tratamiento, si siente dolores en dicha área o bien si ha advertido algo inusual en esa zona, y anotémoslo. Si esto nos ocurre, con intensidad más o menos fuerte, en otras sesiones y con otras personas, y si existen correspondencias por parte de los sujetos tratados, significará que hemos descubierto nuestra manera especial de «sentir».

Habrá llegado el momento de relacionar la intensidad de la sensación con la «gravedad» del problema y, en consecuencia, podremos crear una escala de diagnosis energética que **guardaremos para nosotros y utilizaremos únicamente para nuestro uso cognoscitivo.**

Como practicantes de Reiki no podemos emitir diagnósticos de ningún tipo: ni físicos (reservados por ley a los médicos), ni energéticos, ya que entraríamos en este segundo caso en el campo de las hipótesis no físicamente comprobables.

El Reiki y las otras terapias energéticas

El Reiki constituye por sí mismo un sistema terapéutico completo. Esto no significa que no se pueda utilizar junto con otras terapias o bien tomarlas como punto de partida. Además, existen algunos tipos de terapia que interactúan muy bien con el Reiki, como, por ejemplo, la cristaloterapia, que también interviene directamente en la parte energética.

Por otra parte, el Reiki también puede ser utilizado como terapia de ayuda a otros métodos de curación física, como son las distintas técnicas de masaje y, en general, todas las técnicas que emplean el contacto corporal.

En efecto, si nos fijamos bien, el Reiki puede ser utilizado con todo tipo de terapias, ya que puede sólo potenciarlas, nunca obstaculizarlas. Por lo tanto, basta con que el terapeuta esté en posesión del primer o segundo nivel de Reiki y que lo active, antes de iniciar la sesión, para obtener resultados que, sin duda, serán mejores.

No debe olvidarse que es necesario advertir siempre a la persona que estamos a pun-

to de utilizar el **Reiki** y pedir, obviamente, su permiso.

Antes de repasar otras terapias, a título informativo y con un mínimo de explicación (obviamente no las recogemos todas), volvamos un momento al Reiki y a su cualidad de «completo».

Como sabemos, la energía es una sola, pero puede presentarse con formas distintas e interactuar con nosotros de maneras diferentes, si bien todas apuntan a un mismo resultado: la curación natural.

Tomemos como ejemplo la pranoterapia: se vale de la energía propia del individuo, que es, respecto al Reiki, más «densa», más cercana al plano físico que a las energías sutiles.

Por otra parte, la energía chamánica, definida como la energía del mundo animal y de la naturaleza, se encuentra de alguna manera cercana a la energía universal y, al mismo tiempo, muy lejana. Dicho esto conviene hacer algunas reflexiones.

El Reiki es completo y no precisa de complementos de ningún tipo. En todo caso, puede representar una ayuda para las demás terapias, ¡nunca viceversa!

Por lo que se refiere a la **energía pránica, es absolutamente desaconsejado utilizarla junto con el Reiki,** no tanto porque pueda causar alguna molestia a quien la recibe como por poder ocasionar ciertos problemas a quien la transmite.

La energía Reiki es «sutil», pero muy rápida (la velocidad compensa la sutileza), y si el practicante de Reiki activa también la propia energía pránica, esta es, por decirlo de algún modo, «absorbida» por el Reiki, que, al ser más rápido, ejerce la función de vehículo de transporte.

Como resultado, la persona sometida al tratamiento recibirá una carga energética mayor, pero el practicante de Reiki habrá cedido gran parte de su propia energía y se sentirá, naturalmente, cansado y debilitado.

Veamos ahora la interacción con el mundo de los cristales, los «amigos de la luz». Este es el caso que, por así decirlo, «confirma la regla». De hecho, el Reiki interactúa con los cristales a la perfección, ya que tanto el Reiki puede ser utilizado como soporte a una sesión de cristaloterapia, como los cristales empleados como ayuda a una sesión de Reiki: ambos sistemas «usan» la misma energía, la energía universal.

Nos referiremos ahora a algunas terapias energéticas con las que puede interactuar el Reiki. Es necesario tener en cuenta que para todas estas técnicas no existe un sistema estándar de correlación entre desequilibrio energético y técnica terapéutica. En efecto, cada individuo representa una realidad única.

Acupuntura: método chino muy antiguo basado en la armonización del yin y del yang por medio de la estimulación con agujas de la energía que pasa por los meridianos, los canales energéticos que recorren todo nuestro cuerpo. Estimulando con las agujas determinados puntos, correspondientes a los órganos y a las distintas partes del cuerpo, se interviene también por reflejo sobre los órganos afectados, restableciendo así un correcto equilibrio entre el yin y el yang y recuperando, en consecuencia, el bienestar psicofísico del individuo.

Aura Soma: une los beneficios de la cromoterapia, ya practicada hace siglos en Egipto, Grecia, China y la India, a las propiedades de los cristales y de las esencias. El sistema, elaborado por Vicky Wall, una terapeuta inglesa, se basa en la elección de una combinación de colores que, aplicados al cuerpo físico, mediante la utilización de aceites y esencias, permiten interactuar con los cuerpos áuricos para restablecer el equilibrio energético del individuo.

Cristaloterapia: es una terapia muy antigua, hoy en día redescubierta para ayudar al hombre moderno a superar sus momentos críticos. Mediante el uso de cristales y piedras diversos, aplicados sobre el cuerpo, se transmite la energía que desprenden los minerales, ante el atento control del terapeuta. Con este procedimiento se consigue disolver los bloqueos energéticos y llegar a las causas primarias de las emociones, consiguiendo que el individuo recupere un estado de bienestar del que ya se había olvidado.

Flores de Bach: se trata de un descubrimiento del doctor E. Bach fundado en la capacidad de dominar los estados de ánimo negativos, tales como la avidez, el miedo, el descorazonamiento, la desesperación y la soledad. Tiene como objetivo la purificación espiritual y la conexión con el propio yo superior para llegar a un desarrollo armónico de la personalidad, así como a un equilibrio interior.
El método se basa en la asunción de uno o más de los 38 remedios naturales, que actúan en el plano de sutiles vibraciones energéticas.

Masaje chino: antigua técnica de masaje dirigida a la armonización de las distintas energías. Se practica mediante digitopresiones (presiones con las yemas de los dedos) y masaje en los puntos energéticos presentes en todo el cuerpo. El planteamiento es parecido al de la acupuntura, tanto por la localización de los puntos energéticos como por su armonización. Se trata de un método bas-

tante extendido por Occidente que permite la recuperación del bienestar.

Osteopatía energética: actúa directamente en el cuerpo y en sus estructuras ligamentosas y articulares, siendo capaz de llegar directa y rápidamente a la causa de los bloqueos energéticos, tanto de origen traumático como emocional, y favorecer su resolución

Rebalancing: es una técnica de masaje profundo y energético que elimina los bloqueos y tensiones del cuerpo, permitiendo el flujo de energía por todo el sistema psicofísico de la persona tratada; esta técnica aumenta la capacidad del organismo de curarse a sí mismo.

Reflexología plantar: este especial método de masaje, de origen antiguo, se lleva a cabo ejerciendo repetidas presiones en determinados puntos de las manos y de los pies.
La reflexoterapia se basa en la teoría según la cual el cuerpo humano está atravesado longitudinalmente por diez meridianos que lo dividen en un número igual de zonas, cada una de las cuales contiene órganos y partes del cuerpo cuyos reflejos se hallan en la zona correspondiente de las manos y de los pies.
Esta técnica de masaje reduce la tensión y estimula los distintos órganos, dando como resultado un incremento de las fuerzas de autocuración latentes en el cuerpo.

Shiatsu: es una antigua técnica japonesa de manipulación para conseguir la armonización energética del organismo.
Este tipo de masaje ayuda a disolver los «nudos» ocasionados por espasmos musculares, tensiones crónicas o estrés.

Técnicas de respiración: a través de las técnicas de respiración, no forzadas, sino simplemente asumidas con distintos ritmos, se pueden recuperar emociones, tensiones y memorias que, al ser reconocidas, generan en el individuo una mayor disponibilidad hacia sí mismo y hacia sus semejantes, así como una reconquista de la integridad del ser.

Sugerencias prácticas

EL LUGAR DE LA TERAPIA: ACONDICIONAMIENTO, PREPARACIÓN Y CUIDADOS

Hagámonos una pregunta: «¿Dónde y cómo queremos recibir una sesión de Reiki?».
Cada uno de nosotros debería formulársela a menudo y después… mirar a su alrededor, es decir, observar el lugar en el que actúa y pensar en cómo está realizando un tratamiento a otra persona.
Con esta observación queremos simplemente llamar la atención sobre algo muy importante:

Reiki es amor
Amor es armonía
Armonía es belleza

Por lo tanto, cuidemos al máximo el lugar donde vamos a actuar y seamos oraganizados: amor, armonía y belleza.

- Ante todo, el local deberá estar **muy limpio** y siempre pintado con esmero, de blanco o de colores pastel, preferiblemente en tonos tenues como el verde o el azul. Se debe evitar el color rojo, amarillo o cualquier otro color cálido y excitante.

- Es importante que haya por lo menos una **ventana** para garantizar luminosidad y aireación, pero que también pueda proporcionar oscuridad a la habitación, si fuera necesario.

- Sería mejor actuar en un lugar donde el suelo no sea de material sintético, es decir, linóleo y materiales parecidos, así como moquetas (también la fibra natural tiene a menudo una base de material sintético). El parqué es ideal. Por otro lado, si el suelo es de cemento, baldosas, mármol, etc., aconsejamos que se utilicen esteras o alfombras de fibra natural.

- La **iluminación** debe ser discreta y, en lo posible, con una luz difusa. Es aconsejable que el interruptor posea un regulador para poder controlar la intensidad de la luz.

- Es conveniente limitar los elementos decorativos en las **paredes**: un exceso de cuadros y pósters puede constituir una fuente de distracción.

- Acorde con el espacio de que disponemos, coloquemos **plantas**. Estas, además de constituir un ornamento y un homenaje a la naturaleza, nos ayudan a mantener limpio el ambiente.

- Si se lleva a cabo el tratamiento con la persona dispuesta en una **camilla**, procuremos que esta esté hecha de materiales naturales.

- Si la persona se dispone en el **suelo**, utilicemos un tatami y algunos cojines, siempre de colores pastel, para que el ambiente sea más agradable y más confortable el tratamiento.

- Adquiramos la costumbre de extender sobre la camilla o sobre el tatami una sábana limpia, que deberá cambiarse cada vez que empiece una sesión.

- Instalar un equipo de música que incluya, si es posible, lector de discos compactos. La **música** es importantísima, tanto para crear la atmósfera adecuada como para constituir un complemento energético al tratamiento. Existen melodías extraordinariamente agradables compuestas expresamente para practicar el Reiki. Si no disponemos de ninguna de ellas, cumplirá igualmente su función una música suave y relajante que deberemos escoger con cuidado. También podemos preparar uno o más discos personalizados que utilizaremos sólo para ese determinado objetivo.

- Utilicemos el **incienso**. Existen excelentes barritas de incienso, casi siempre de fabricación oriental, que resultan muy económicas: no las escatimemos y escojamos las que no sean demasiado aromáticas. También en este caso no se trata únicamente de perfumar el ambiente, sino, sobre todo, de favorecer el recibimiento de la energía. En lugar del incienso podemos utilizar, igualmente, los difusores. Se trata de pequeños recipientes de cerámica en cuya parte superior se vierte agua y esencias naturales, y en la inferior se coloca una pequeña vela.

- Procurémonos, asimismo, una **palmatoria.** Recordemos que debemos tener siempre una vela encendida durante el desarrollo de la sesión. Energéticamente es muy importante, por lo que no debe olvidarse.

- Y por último, aunque no por ello menos importante, tengamos *siempre* dos recipientes de cristal o de cerámica: uno lleno de agua (que cambiaremos cada sesión) y otro de sal gorda (que cambiaremos cada dos o tres sesiones y, en todo caso, una vez al día). Son indispensables.

Se debe subrayar que lo importante es preparar un lugar agradable para nosotros mismos y para los demás, ya que en ello debe reflejarse lo que somos y lo que, con amor, podemos ofrecer a nuestros semejantes.

Por esto es aconsejable, en caso de no poder disponer de un local, disponer de un habitáculo propio por pequeño que sea. En este lugar podremos situar lo que para nosotros se encuentra más cercano al significado de belleza, armonía y amor: la fotografía de nuestro maestro (si tenemos uno), un pequeño recipiente con cristales, un jarrón con flores, o un objeto querido. Todo contribuye a que ese lugar sea especial y, en consecuencia, a hacer que las personas se sientan cómodas en él.

Ocupémonos ahora de la preparación de la sesión y de las medidas materiales y energéticas que debemos adoptar.

Ya hemos hablado de nuestra preparación, pero un pequeño repaso nunca viene mal.

Dispongamos siempre de un poco **tiempo** antes de cada sesión, por lo menos de un cuarto de hora, si bien sería mejor media hora, para descansar y meditar un poco: ¡es verdaderamente importante!

¿Qué le podemos ofrecer, a quien se dirige a nosotros, si no nos hallamos serenos, concentrados y relajados?

Este punto adquiere todavía más relevancia cuando se trata de realizar una sesión tras otra.

Siempre se debe dejar tiempo entre una sesión y otra, por lo menos treinta minutos: diez para ordenar físicamente el local, airearlo, cambiar la sábana, el agua y, si es necesario, la sal, preparar una nueva vela y una barrita nueva de incienso, cinco para limpiar energéticamente la habitación, y quince para nosotros.

Antes de hacer pasar a la persona pongamos la música, bajemos las luces y encendamos la vela y el incienso.

LA COMPENSACIÓN

Es un tema muy complejo y tratado por muchos autores.

De hecho, estamos hablando de recompensar económicamente la transmisión de **energía de amor universal sin condiciones**, donde el término, «sin condiciones» incluye la idea de ¡una ausencia de compensación!

Existen distintos puntos de vista: hay quien sostiene que no se puede aceptar retribución alguna; algunos autores afirman exactamente lo contrario,; otros fijan parámetros extraordinariamente precisos; finalmente hay quien dice que la retribución económica «depende de los casos y de las situaciones», etc.

Intentemos juntos esclarecer los términos del problema, después cada uno será libre de tomar la decisión que considere más oportuna.

En primer lugar distingamos tres categorías de practicantes de Reiki:

1. Quien desempeña la profesión de terapeuta energético.

2. Quien se dedica a otra actividad y, en su tiempo libre, realiza sesiones de Reiki a amigos, parientes y conocidos.

3. Quien lleva a cabo dos actividades, una como terapeuta energético y otra que, en cualquier caso, le permite vivir.

Quien practica la terapia «sin retribución alguna» sostiene que transmitir Reiki o cualquier forma de energía dirigida a la curación natural, precisamente por la naturaleza misma de cuanto se transmite, no requiere ninguna compensación material. Este método afirma que debemos tomar ejemplo de los grandes maestros, de los santos y de los iluminados de la antigüedad. En consecuencia, debe constituir para el donante una regla de vida muy precisa. Algunos opinan que aceptar o, lo que es peor, pedir compensaciones desemboca incluso en una pérdida de los poderes taumatúrgicos.

Por otra parte, los partidarios de la «compensación», si bien con una amplia gama de matices, establecen por lo general dos puntos de vista:

a) lo hago como profesión, por lo que es justo que se me pague para poder vivir;

b) sea justo o injusto, es correcto que las personas que tienen necesidad de la energía y que, en consecuencia, quieren curarse/crecer, paguen la sesión, no sólo como un «servicio» sino como un esfuerzo activo para el propio cambio.

Pero hay algo más. ¿Qué ocurre con quienes no pueden permitirse pagar pero tienen tanta necesidad como los demás, o incluso más?

Veamos cuál fue la experiencia del doctor Mikao Usui, según el testimonio de la señora Takata (véase también el apartado «Apuntes históricos»).

El doctor Mikao Usui, tras haber curado durante años con el Reiki a los pobres y a los desheredados sin pedir nunca nada a cambio, se dio cuenta de que el nivel de crecimiento de las personas curadas permanecía igual, no se daba ninguna evolución y, prácticamente todos recaían en el mismo tipo de enfermedad.

Hablemos ahora de la experiencia del doctor Edward Bach, gran médico homeopático y descubridor de las «flores de Bach», por medio del relato de sus ayudantes.

Algunas personas de buena voluntad ayudan al prójimo sin jamás pedir nada a cambio, aun cuando gasten en ello sus propios recursos. El doctor Bach, que era un hombre muy generoso, inicialmente, cuando visitaba en un ambulatorio de alquiler, no presentaba ninguna factura, pero con el tiempo se dio cuenta de que se dirigían a él pocas personas, ya que el hecho de recibir «algo por nada» generaba cierta sospecha. Entonces decidió colgar en la pared una placa en la que se invitaba a los pacientes a dejar una contribución libre, si así lo deseaban. Sin embargo, tampoco así obtuvo ningún resultado. Finalmente, decidió pedir una cantidad simbólica, y de inmediato el número de los pacientes aumentó: había adquirido así respetabilidad y podía curar a más personas, su auténtico y único objetivo. Obviamente, continuó regalando sus remedios, apenas se le presentaba la ocasión, especialmente a los ancianos y a los pobres.

Por lo tanto, no os preocupéis por aplicar una tarifa, y pedid simplemente una cantidad que os permita cubrir los gastos.

Y ahora lleguemos al punto crucial. Como hemos visto a lo largo del libro, quien se cura somos nosotros, pero debemos tener deseos de hacerlo.

Curación no significa sólo eliminar el síntoma, sino buscar las causas que lo han provocado y ser conscientes de ellas, cambiar nuestro comportamiento y manera de ser para permitir que la causa o las causas del mal desaparezcan y no se repitan.

En consecuencia, si realmente queremos cambiar, estamos dispuestos a invertir una parte de nuestra energía para la curación. Por lo tanto, deberíamos estar dispuestos a gastar para procurarnos la energía necesaria.

Por otro lado, acudir al médico y tomar los medicamentos que nos recete también nos cuesta dinero.

Y aquí aparece un concepto adquirido y actualmente generalizado, y no sólo en Occidente. A todo se le da un valor y, dado que nuestra sociedad no se funda en el trueque, el valor se expresa en la moneda en curso: todo cuanto no tiene precio no tiene un valor o el justo valor.

En la sociedad y en los individuos rigen algunas convicciones tales como «si es gratis, antes tengo que descubrir dónde se esconde el timo», «cuesta poco, debe valer poco» o «si es gratis, si me lo regalan, más tarde o más temprano me pedirán algo a cambio» (surge la sospecha), y, peor aún «si no cuesta, ¿qué función puede tener?», menospreciando así el efecto del remedio en cuestión.

Todo esto se encuentra arraigado en la mente de todos nosotros: nos han enseñado de esta manera y nos hemos acostumbrado a pensar de este modo; sólo podemos esperar que las cosas cambien, aunque de momento son así.

Como consecuencia de ello, los defensores de la «compensación», dicen que se debe pagar la sesión de Reiki, y algunos incluso afirman que debe tener un precio bastante elevado precisamente para que la valoración de lo que se ofrece sea correcta.

Existe, además, quien sostiene que, haciéndolo de manera gratuita, se crea una deuda de reconocimiento y, por lo tanto, una especie de dependencia. Dicha deuda, si no se salda de algún modo a lo largo de la vida presente, se transformará en una deuda kármica que deberá liquidarse, por consiguiente, en las vidas futuras.

Como ya hemos dicho, no formularemos juicios u opiniones: que cada uno haga su elección. Según nuestra experiencia, únicamente podemos decir que nos encontramos en la línea del doctor Usui y del doctor Bach (sin pretender en absoluto compararnos con estas dos extraordinarias personas).

Una pequeña ayuda o una complicación más: los grandes maestros y pensadores han sostenido siempre que *el camino intermedio* es el más válido, que todos tenemos derecho a ganarnos la vida, que por cada cosa que se obtiene debe pagarse el justo precio y que los pobres y los necesitados deben ser ayudados según nuestras posibilidades.

Por lo tanto, he aquí un consejo: dejemos que nos paguen lo apropiado sin dejarnos deslumbrar por el espejismo del dinero. Con ánimo limpio y sereno, aprendamos a actuar con conciencia también desde este punto de vista.

Obviamente, todo esto se refiere de igual modo a los gastos que implican la consecución de los tres niveles de Reiki y, por consiguiente, a las tarifas empleadas por los distintos profesionales.

NOTAS SOBRE LA LEGISLACIÓN

La legislación española sobre las terapias energéticas es muy escasa. A diferencia de otros países, donde existen leyes sobre la materia, en el nuestro no existe casi nada.

En cambio, lo que podemos dar por seguro que abundan, son las leyes respecto a médicos, medicinas y cuidados médicos, a las que podemos y debemos referirnos.

En las profesiones reconocidas por el Estado español podemos encontrar las más sorprendentes, pero no existe ni siquiera una mención a los practicantes energéticos.

Por este motivo, sólo se puede hablar de lo que no se puede hacer, ya que por ley es competencia de los médicos:

— no se puede ni se debe redactar un historial clínico;
— no se puede ni se debe preguntar sobre el mismo historial, tanto de su estado físico como psíquico;
— no se pueden ni se deben realizar diagnósticos. Nosotros recomendamos vivamente que tampoco se emitan diagnósticos energéticos;
— no se puede ni se debe hablar de enfermedades, en todo caso únicamente de desequilibrios energéticos; también en este punto, como ya hemos dicho, se debe prestar especial atención a cuanto decimos: estamos hablando a seres humanos sobre algo que les concierne personalmente; se debe actuar con prudencia;
— no se puede ni se debe hacer desnudar a la persona: además, con el Reiki no existe ninguna necesidad;
— no se puede ni se deben realizar masajes;
— no se puede ni se debe prescribir medicamentos o dietas.

Si tenemos la intención de abrir una consulta, es necesaria la inscripción en la Cámara de Comercio y efectuar el correspondiente pago del IVA. Por lo que se refiere a la categoría de la actividad, podemos acogernos a las no clasificadas.

De momento, sólo nos queda esperar que la situación cambie cuanto antes.

Glosario

Acuario, era de: edad, iniciada hace poco, caracterizada por un clima de armonía, libertad y espiritualidad. Sigue a la era de Piscis, vinculada a la idea de invención, descubrimiento y novedad. Las eras, que se dividen siguiendo los términos astrológicos, duran una media de 2.000 años.

Acupuntura: método chino muy antiguo basado en la armonización del yin y del yang a través de la estimulación de la energía que pasa por los meridianos mediante agujas.
Se considera que el emperador Huang-Ti (2600 a. de C.) fue quien sistematizó los conocimientos de acupuntura. Las primeras agujas que se utilizaron fueron de piedra, material que más tarde fue sustituido por el hueso, el metal y, sobre todo, por el oro y la plata, todavía empleados en la actualidad. El principio de funcionamiento consiste en vincular la inserción de las agujas en algunas partes del cuerpo al restablecimiento del equilibrio psicofísico.

Alopatía: terapia basada en el concepto de tratar «los contrarios con los contrarios». Es el opuesto de la homeopatía.

Aura: es la parte del campo energético universal asociada a cada uno de los seres vivos y a los objetos.
La de los individuos es indicada también como campo energético humano, y constituye la parte íntimamente relacionada con el cuerpo físico. Ciertos individuos poseen la facultad de percibirla a simple vista. Hoy en día es posible fotografiarla.

Ayurveda: en sánscrito, «ciencia de la vida». Se refiere a la antigua medicina hindú que se remonta a más de 3.000 años. En la medicina ayurvédica, se considera la enfermedad como una falta de equilibrio de la persona ocasionada por un tipo de vida equivocado. Los fármacos, de origen natural, permiten la actuación de la armonización energética.

Cámara Kirlian: del nombre del matrimonio ruso Semyon y Valentina Kirlian. Los Kirlian fueron los inventores de un aparato que muestra las radiaciones luminosas que emanan de los seres vivos (humanos, animales y vegetales). Dicho descubrimiento ha sido utilizado en ambientes esotéricos para documentar e interpretar el aura.

Chakra: en sánscrito «círculo» o «rueda». Son los centros de energía localizados en determinados puntos del cuerpo humano en los cuales se concentra la energía vital. Los principales son siete, repartidos a lo largo de la espina dorsal, y los secundarios veintiuno, además de un número impreciso de chakra menores.

Chamán: inicialmente, en algunas religiones primitivas, individuo al que se atribuía la capacidad de comunicar con la esfera de lo divino. De hecho, los ritos chamánicos, que existen desde los albores de la civilización, actualmente todavía se practican.
La base de las concepciones chamánicas está vinculada al convencimiento de que el hombre es parte integrante del cosmos y debe inscribirse en la armonía universal según un ritmo natural.

Channeler: el individuo-canal que recibe los mensajes de la cuarta dimensión.

Channeling: término que utilizan los científicos estadounidenses para referirse a la «canalización». Está vinculado a la capacidad de recibir mensajes de la cuarta dimensión. Dichos mensajes, que parece que deriven de guías espirituales y/o de energías superiores, se pueden en general definir de carácter ético. Se trata de mensajes tanto escritos como verbales.

Cromoterapia: terapia basada en el empleo de ondas luminosas que explotan la distinta intensidad de los colores.

Fuerza ódica: nombre que, en el siglo pasado, dio el conde Wilhelm von Reichenbach a su experimentación relativa a un campo de fuerza. Descubrió que la fuerza ódica poseía propiedades en común con el campo electromagnético y que, al mismo tiempo, presentaba características propias y específicas.
Además, en el campo ódico, los polos opuestos se caracterizan por no atraerse, mientras que sí se atraen entre sí los dos polos positivos y los dos polos negativos.

Homeopatía: sistema terapéutico basado en el concepto según el cual las enfermedades deben curarse con los fármacos que provocan una sintomatología análoga a la de la enfermedad (los parecidos curan a los parecidos). Fue el doctor Hahnemann, hace aproximadamente dos siglos, quien descubrió el valor de esta «ley» y quien creó un sistema curativo que hoy en día todavía se pone en práctica.
En la base de sus descubrimientos se halla la constatación de que lo que enferma, tomado en dosis mínimas, cura. Así, él redujo cada vez más las dosis de los medicamentos hasta llegar a las diluciones infinitesimales, obteniendo productos de indudable eficacia.

I Ching (El libro de los cambios): antiquísimo libro de adivinación chino, el más sabio y más sorprendente de los oráculos existentes. En él se contiene la elaboración más madura de la sabiduría de milenios, hasta tal punto que las dos filosofías chinas fundamentales, confucionismo y taoísmo, establecen en el libro sus profundas raíces. El libro, compuesto por 64 hexagramas (en la alternancia y contraposición del yin y del yang), hoy en día se consulta lanzando al aire seis veces consecutivas tres monedas.

Iluminación: denominada también «despertar». Revelación repentina que desemboca, tras la maduración interior y la elevación espiritual necesarias, en una visión nueva del mundo y de sus aspectos incluso materiales, y en una reinterpretación de los valores tradicionales y de las costumbres.

Karma: en sánscrito, «acción». Según los hindúes, es el resultado de las acciones que se han realizado en la vida y las consecuencias derivadas de ellas. En realidad, se trata de una concepción evolutiva en que el destino se ve afectado según la manera como se ha vivido anteriormente y en función del objetivo espiritual que nos planteamos en la vida actual. El karma, por tanto, está estrechamente relacionado con el concepto de reencarnación.

Kinestesia: forma de sensibilidad muscular cuyos receptores se encuentran establecidos en los músculos, en los tendones y en las membranas; interviene en la regulación de la actividad motriz.

Kinestésico: relativo a la kinestesia.

Mantra: en sánscrito, «palabra sagrada» o «instrumento del pensamiento». Término utilizado normalmente para indicar palabras o frases que, recitadas reiteradamente, tienen como función la meditación y entran a formar parte de la conciencia del recitador.

Meridianos: según la cultura china son los canales energéticos que recorren el cuerpo humano y que conducen el fluido vital. Cada uno de los meridianos está relacionado con un órgano o con una función, relacionados a su vez según el principio del yin y del yang. Dado que la energía que discurre por ellos puede encontrarse en desequilibrio, es posible reequilibrarla estimulando los meridianos en diversos pun-tos. De hecho, este es el principio de la acupuntura.

Recientemente, el doctor Hiroshi Motoyama ha llevado a cabo la medición eléctrica de los meridianos y la ha utilizado para diagnosticar las enfermedades y prescribir sus tratamientos.

Mesmerismo: terapia basada en el magnetismo animal ideada por el médico austriaco, filósofo y teólogo Franz Anton Mesmer (1734-1815). Mesmer, con sus terapias, logró resultados sorprendentes y curaciones «milagrosas». Sin embargo, se vio perseguido persistentemente por la medicina oficial, por lo que tuvo que abandonar Viena y emigrar a París. Desgraciadamente, también aquí, tras haber conquistado una gran fama, lo asediaron y tuvo que trasladarse a Suiza, donde murió solo y olvidado. El mesmerismo fue la base de los estudios sobre fenómenos paranormales, sobre la hipnosis y, en general, sobre las terapias alternativas.

Musicoterapia: curación de las enfermedades basada en la escucha de fragmentos musicales oportunamente escogidos.

Prana: en sánscrito, «vitalidad», «aliento». En la terminología hindú indica el principio universal de la vida que llena el cuerpo humano a través de la respiración.

Pranoterapia: terapia consistente en la imposición de las manos sobre las partes enfermas de los pacientes, que es llevada a cabo por individuos dotados de una elevada cantidad de fluido vital.

Telepatía: el más conocido y difundido de los fenómenos extrasensoriales. Consiste en la percepción de los sentimientos y de los pensamientos de otro individuo. Se refiere a una comunicación que se produce de mente a mente, un canal privilegiado de acceso, a menudo activado de manera natural entre personas unidas íntimamente.

Yin y Yang: concepto-base de la filosofía china que sigue el principio de una alternancia armónica acorde con los elementos de la naturaleza y con el elemento humano. Para identificar los dos polos de la alternancia, los chinos los subdividieron según un esquema que corresponde a la acción y a la pasividad: yang, el masculino; yin, el femenino.
De ahí la alternancia de calor y frío, día y noche, duro y blando, Sol y Luna, Cielo y Tierra, trabajo y descanso, y así sucesivamente.

Conviene señalar que yin y yang, en alternancia y en equilibrio, aunque no en contraposición, se encuentran contenidos en el ch'i, energía vital que se sostiene en la perfecta armonía. Yin y yang se generan por lo tanto uno en el otro, en un continuo transcurso de acciones o de fenómenos.

Zen: en japonés, «meditación». Indica la práctica gracias a la cual es posible alcanzar la unión con la Totalidad, más allá de las preocupaciones cotidianas. El zen no es una filosofía, ni una psicología, ni una doctrina, si bien tuvo su origen con la iluminación de Buda. El secreto radica simplemente en permanecer sentados, sin ningún objetivo, valorando la perfección del instante: el aquí y el ahora.

Apuntes biográficos
sobre los personajes citados

Alighieri, Dante (1265-1321): sumo poeta, intérprete y juez de su tiempo. Su obra significa el fin del período medieval y el inicio de la Edad Moderna.

Escribió *La Divina Comedia*, una obra que, a través de la transfiguración poética y la alegoría, encuentra su máxima expresión en las profundas vivencias armónicas que constituyen el riquísimo mundo interior del poeta, unido de manera indisoluble a los grandes temas de su tiempo.

Asvaghosa (s. II a. de C.): poeta épico hindú. Sabio artista de la corte, se le ha considerado el más grande poeta del budismo. Escribió *Las hazañas de Buda*.

Bach, Edward (1886-1936): médico homeópata descubridor de los 38 remedios florales homónimos e inventor de los 7 nosodi homeopáticos, vacunas intestinales actualmente todavía utilizados por la homeopatía. La terapia con las flores de Bach se basa en el concepto holístico del remedio aplicado a un estado de ánimo negativo para hacer que la persona regrese a su estado originario.

Escribió *Los doce sanadores y otros remedios, Cúrate a ti mismo*.

Bach, Richard: escritor y piloto. Se dedica a actividades relacionadas con la aviación y a los vuelos acrobáticos.

Ha escrito *Juan Salvador Gaviota* (1973), *Biplano* (1974), *Ilusiones* (1977), *Uno* (1988).

Brennan, Barbara: terapeuta, psicoterapeuta y científica. Ha trabajado como investigadora para la Nasa en el Goddard Space Flight Center. Dirige la Barbara Brennan School of Healing.

Ha escrito *Manos de luz* (1987), *Luz emergente* (1993).

Caddy, Eileen (1917): famosa en todo el mundo por haber fundado, junto a Peter Caddy, la comunidad de Findhorn en Escocia. Investigadora espiritual y *channeler*, recibe mensajes de la cuarta dimensión desde el 1953.

Ha escrito *Las puertas interiores* (1986) y *Mi vuelo hacia la libertad* (1988).

Deshimaru Ta•sen (1914-1984): maestro zen. Sucesor del maestro Kodo Sawaki y superior general del Zen Soto para Europa y África. Fundó un templo zen en París y un monasterio zen en Blois.

Einstein, Albert (1879-1955): el más grande físico de nuestra época. Premio Nobel de Física y creador de la teoría de la relatividad, que él mismo consideró su mayor contribución al pensamiento científico. Sus investigaciones constituyen un punto de referencia fundamental tanto para la ciencia como para la filosofía y una de las cimas del pensamiento científico de todos los tiempos.

Ende, Michael (1929-1995): hijo del pintor surrealista Edgar. Escritor y filósofo.
Escribió *Momo* y *La historia interminable* (1981).

Erasmo de Rotterdam (1469-1536): escritor y humanista. A él se debe la difusión, entre los intelectuales de su tiempo, de conceptos como el valor del instinto natural y la libertad de pensamiento.
Escribió *Adagios* (1500), *Elogio de la locura* (1509) y *Ecclesiastes* (1535).

Foscolo, Ugo (1778-1827): poeta y escritor de tragedias. Alma atormentada por oscuras tristezas e hirientes desilusiones, es recordado por la tradición literaria como una de las grandes figuras del Romanticismo.
Escribió *Últimas cartas de Jacopo Ortis* (1799), las *Odas* y los *Sonetos* (1803), y *Sepulcros* (1806).

Goethe, Johann Wolfgang (1749-1832): poeta, novelista y dramaturgo. Uno de los mayores representantes de la literatura y de la cultura alemanas, a caballo entre el Romanticismo que ejerció su influencia durante su juventud y el Clasicismo de la vejez. Según su concepción de la vida, el hombre es la medida de todas las cosas.
Escribió *Las desventuras del joven Werther* (1774), *Ifigenia en Tauride* (1779), *Fausto* (1808).

Heráclito de Efeso (550-480 a. de C.): filósofo griego, conocido con el sobrenombre del críptico o el oscuro. Padre del heraclitismo, la doctrina según la cual «todo fluye, nada permanece».
Escribió *La naturaleza*.

Jung, Carl Gustav (1875-1961): médico, psiquiatra y psicoanalista. Discípulo predilecto de Freud y fundador de la escuela de psicología analítica.
Escribió *La libido*, *Símbolos y transformaciones* (1912), *Psicología del proceso inconsciente* (1917), *El Yo y el inconsciente* (1928), *El problema del inconsciente en la psicología moderna* (1931) y *Psicología y educación* (1946).

Novalis, Friedrich Leopold von Hardenberg (1772-1801): poeta, narrador y filósofo.
Escribió *Himnos a la noche* y la novela inacabada *Enrique de Ofterdingen*.

Osho (Bhagwan Shree Rajneesh, 1931-1990): maestro iluminado. Dedicó su vida a la evolución del conocimiento, y sus enseñanzas comprenden la esencia de todas las religiones. En el mundo existen más de trescientos centros de meditación, así como diversos institutos de terapia espiritual.
Escribió *Yo soy el umbral*, *La revolución interior*, *Meditación y medicación*, *El libro de los secretos*.

Pascal, Blaise (1623-1662): matemático, físico y filósofo. Tras una crisis mística se retiró en un convento y se dedicó a la defensa del jansenismo.
Escribió *Pensamientos*.

Quasimodo, Salvatore (1901-1968): escritor y poeta. Premio Nobel.

Escribió *Aguas y tierras* (1929), *Y ensegui-da anochece* (1942), *La vida no es un sueño* (1949).

Shakespeare, William (1564-1616): poeta y dramaturgo. Máximo genio de la literatura inglesa y uno de los mayores artistas de todos los tiempos. Su producción dramática vibra con una gran intensidad lírica, hasta tal punto que cualquier análisis crítico resulta, por fuerza, parcial.
Escribió numerosas comedias y tragedias y los *Sonetos* (1609).

Sófocles (496-406 a. de C.): poeta trágico. A él se debe el cambio de esquema de la tragedia clásica.
Escribió *Ayax*, *Antígona* (441), *Edipo Rey* (430), *Electra*, *Filoctetes* (409) y *Edipo en Colono*.

Twain, Mark (Samuel Langhorne Clemens, 1835-1910): escritor, humorista, periodista y editor. Está considerado como uno de los mayores humoristas de todos los tiempos.
Escribió *Las aventuras de Tom Sawyer* (1876), *El príncipe y el mendigo* (1882), *Wilson, el chiflado* (1894).

Ungaretti, Giuseppe (1888-1970): poeta y periodista. Académico de Italia.
Escribió *La alegría* (1931), *Sentimiento del tiempo* (1933), *El dolor* (1947).

Wilde, Oscar (1854-1900): dandy, escritor, poeta y comediógrafo. Sus actitudes y estilo de vida le supusieron persecuciones e incluso la cárcel por ultraje a la moral.
Escribió *El retrato de Dorian Gray* (1891), *El abanico de Lady Windermere* (1892) y *La importancia de llamarse Ernesto* (1895).